骨科疾病处理与康复治疗

GUKE JIBING CHULI YU KANGFU ZHILIAO

孟 虎 等主编

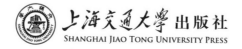

上海交通大学出版社
SHANGHAI JIAO TONG UNIVERSITY PRESS

内容提要

全书共9章，以理论知识为基础，从临床实践出发，重点突出临床诊疗方法。第一章、第二章为总论，介绍了骨科临床基础、骨科常用治疗技术，可以让读者从机制上把握骨科学。第三章至第八章则以上肢骨折、下肢骨折、脊柱损伤、关节脱位、骨感染性疾病、骨科并发症为线索，介绍了骨科常见病、多发病的病因、诊断及治疗等内容。最后一章介绍了骨科的康复，详细阐述了骨科康复评定与治疗技术在具体骨科疾病中的应用。本书配以大量插图辅以说明，图文并茂，有较强的科学性、指导性和实用性。

图书在版编目（CIP）数据

骨科疾病处理与康复治疗 / 孟虎等主编. --上海：
上海交通大学出版社，2023.3
　　ISBN 978-7-313-24053-8

　　Ⅰ．①骨…　Ⅱ．①孟…　Ⅲ．①骨疾病－诊疗②骨疾病
－康复医学　Ⅳ．①R68

　　中国版本图书馆CIP数据核字（2020）第214300号

骨科疾病处理与康复治疗
GUKE JIBING CHULI YU KANGFU ZHILIAO

主　　编：孟　虎　等
出版发行：上海交通大学出版社　　　　　地　　址：上海市番禺路951号
邮政编码：200030　　　　　　　　　　电　　话：021-64071208
印　　制：广东虎彩云印刷有限公司
开　　本：710mm×1000mm　1/16　　　经　　销：全国新华书店
字　　数：231千字　　　　　　　　　　印　　张：13.25
版　　次：2023年3月第1版　　　　　　插　　页：2
书　　号：ISBN 978-7-313-24053-8　　印　　次：2023年3月第1次印刷
定　　价：198.00元

编委会

主　编

孟　虎　　朱士杰　　梁广波　　马建华

副主编

王海生　　叶　涛　　陈　峰　　张荣健

李传志　　柳青李　　韩建民　　张子阳

编　委（按姓氏笔画排序）

马建华　　王海生　　叶　涛　　朱士杰

许　睿　　李　晓　　李传志　　张子阳

张荣健　　陈　峰　　孟　虎　　柳青李

徐培振　　梁广波　　韩建民

F 前言
Foreword

　　骨科学范围较广,从小儿到老人,从躯干到四肢,从脊柱、脊髓、末梢神经、关节到手足,从先天性疾病、畸形、炎症、骨代谢性疾病、骨及软组织肿瘤、退变到骨折脱位都有涉及。骨科又分成很多的亚学科,如创伤骨科、手外科、脊柱外科、关节外科、矫形骨科、骨肿瘤科、小儿骨科、运动医学科、足外科等。骨科和其他学科也有密切相关性,如风湿免疫科、内分泌科、康复科、肌电图科等。在基础研究方面骨科的研究对象有骨、软骨、滑膜、肌肉、肌腱、韧带、神经等。研究方法有电生理学、病理组织学、生物力学、分子生物学、遗传学、组织工程学和免疫学等。随着现代骨科学的迅速发展,治疗方法、技术、设备等不断改进与完善,骨科领域中一些创伤和疾病的发生规律随着社会的进步也有了显著的变化。例如,高速交通的大力发展使骨关节创伤、多发性损伤增多,伤情更复杂,骨折类型和粉碎性骨折更为多见。为了使骨科医师在临床工作中更加深入了解病情,以便选择对患者最适当的方法进行治疗,提高临床治愈率,我们总结了多年的临床经验,并参考国内外骨科学新进展的相关文献,精心编写了这本《骨科疾病处理与康复治疗》。

　　全书共9章,以理论知识为基础,从临床实践出发,重点突出临床诊疗方法。第一章、第二章为总论,介绍了骨科临床基础、骨科常用治疗技术，可以让读者从机制上把握骨科学。第三章至第八章则以上肢骨折、下肢骨折、脊柱损伤、关节脱位、骨感染性疾病、骨科并发症为线索，介绍了骨科常见病、多发病的病因、诊断及治疗等内容。最后一章介绍了骨科的康复，详细阐述了骨科康复评定与治疗技术在具体骨科疾病中的应用。本书配以大量插图辅以说明，图文并茂，有较强的科学性、指导性和实用性，可供从事骨科的医务工作者学习参考。

由于时间紧迫，加之学识有限，书中存在的错漏之处，望广大同仁及读者予以批评指正。

《骨科疾病处理与康复治疗》编委会

2020 年 3 月

C目录
Contents

第一章	骨科临床基础

第一节　骨的发生与发育

一、骨的胚胎发育

(一)骨的发生和细胞来源

在胚胎发育的最初几周,胚胎经过胚泡期和原肠胚期,逐渐形成雏形,发生头、躯干和肢芽的外隆凸。内、外胚层间的间充质逐渐分化为可以进一步形成骨与软骨的结缔组织结构,其细胞密集部位可直接或间接转化为骨组织。不同部位的骨组织来源于不同的胚原细胞谱系,如颅面骨骼源于外胚层的神经嵴细胞、中轴骨源于中胚层的生骨节细胞、骨的附件源于中胚层细胞。骨组织中的成骨性谱系细胞来源于间充质干细胞,间充质干细胞经过不对称分裂,增殖、分化为各种类型的间充质前身细胞,最后形成成骨细胞、成脂肪细胞、成软骨细胞、成肌细胞和成纤维细胞。

(二)骨生成的分期及类型

骨的发生和生长是同时进行的,骨的生成常通过以下过程完成:①由间充质分化而来的结缔组织细胞进一步分化形成骨骼雏形;②已分化的成软骨细胞和成骨细胞进一步有丝分裂;③增加骨样和软骨样组织细胞外结构蛋白的合成;④增加细胞内水的摄取;⑤在软骨膜和骨样期,增加细胞外基质形成量;⑥细胞的凋亡与替代。

(1)骨生成的分期:①胚胎细胞向骨骼生成部位移行期;②上皮细胞-间充质细胞相互作用期;③致密体形成期;④成软骨细胞和成骨细胞分化与增殖期。

— 1 —

（2）骨生成的类型：①软骨内成骨；②膜内成骨。由软骨雏形发育成骨骼的过程称为软骨内成骨，它不但生成骨骼，而且还是出生后个体骨构塑和骨折修复的重要方式之一。膜内成骨直接由骨化中心的间充质细胞致密化转型为成骨细胞，形成骨组织。

二、软骨与骨的形成

（一）软骨组织的发生及生长

胚胎第五周，间充质细胞在将要形成软骨的部位密度增大，细胞突起消失，分化为一种大而圆的成软骨细胞，形成软骨形成中心。随着成软骨细胞的生长，其产生的基质和纤维增加并包绕细胞，细胞被分隔在各自的陷窝内，分化为成熟的软骨细胞。软骨形成中心周围的间充质组织则进一步分化为软骨膜。

软骨的生长可有两种方式并存。

1.软骨膜下生长

软骨膜下生长又称为外加生长。软骨膜内由间充质细胞分化而来的骨原细胞（也称前成骨细胞）不断地分裂、增殖，进一步分化为成熟的软骨细胞。软骨膜下生长方式可使软骨逐层增厚。

2.软骨内生长

软骨内生长又称为间质生长。表层新生的软骨细胞逐渐由周边迁移到深层，细胞体积逐渐增大，彼此距离渐远，同时软骨细胞在软骨深层进一步分裂，新生的细胞聚集成群，形成同源细胞群，细胞基质和纤维也不断增加，从而使软骨不断地在内部长大、增长。

（二）骨组织的发生及生长

胚胎第七周，骨组织开始出现。骨的发生和生长有膜内成骨和软骨内成骨两种方式。软骨内成骨含有与骨膜平行生长的膜内成骨，同样，膜内成骨也可能经历软骨内成骨的演变过程进行生长。

1.膜内成骨

额骨、顶骨、面颅骨及锁骨等一些扁骨是以膜内成骨的方式发生的。膜内成骨由含骨原细胞的结缔组织膜直接骨化而成，具体是在将要形成骨的部位血管增生，继而间充质细胞在此聚集、分裂、增生成膜状骨化中心，这些间充质细胞不断分化为骨原细胞，再由骨原细胞分化为成骨细胞。成骨细胞不断产生、分泌纤维和基质，也称类骨质，随后成骨细胞逐渐被类骨质包埋而成为骨细胞。类骨质内大量骨盐沉着而转变为骨质，骨质的表面始终保留有少量的骨原细胞，可不断分化为成骨细胞。成骨细胞在内、外骨膜之间,松质骨表面不断成骨形成密质骨,并不断地使骨组织增厚。而破骨细胞在骨的内面溶解吸收已形成的骨组织,以适应骨的发育和重塑。

2.软骨内成骨

软骨内成骨由间充质先形成软骨雏形,然后软骨不断生长并逐渐被骨所替换,在软骨内成骨过程中,多数同时伴有膜内成骨现象。颅底、躯干、四肢骨等主要是以此方式发生。现以长骨的发生为例,说明软骨内成骨的过程。

(1)软骨雏形的形成。胚胎时期,间充质细胞在将要形成长骨的部位分化为骨原细胞,骨原细胞进一步分化为软骨细胞,并逐渐形成与长骨形状大致相似的透明软骨,形成软骨雏形,其外被覆软骨膜。

(2)骨领形成。在软骨雏形的中段软骨膜下,深层的骨原细胞分化成为成骨细胞,并在一定的条件下以膜内成骨的方式形成薄层原始骨组织。这层骨组织在软骨膜深层包绕软骨雏形,犹如领圈状,故称为骨领。骨领形成后,其表面的软骨膜即改名为骨外膜。

(3)初级骨化中心形成。在骨领形成的同时,骨外膜血管和间充质细胞侵入,其中的间充质细胞分化为骨原细胞和破骨细胞,形成初级骨化中心,开始造骨。软骨雏形中央的软骨细胞停止分裂,并逐渐成熟、肥大、退化,细胞间质也逐渐钙化,骨原细胞不断地分化为成骨细胞,这些成骨细胞在钙化的软骨基质表面成骨,使软骨雏形不断加长。

(4)骨髓腔的形成。初级骨化中心所形成的骨组织均是原始骨组织,为针状或薄片状骨小梁互相连接形成的原始松质骨。骨干内的成骨细胞在不断成骨的同时,骨小梁也逐渐被破骨细胞所破坏、重吸收,使骨干中央形成仅有血管和骨髓样组织的大腔,即骨髓腔。与此同时,骨干的外表面也不断地以膜内成骨的方式成骨,使骨干不断增粗,而骨干的内表面则不断地被破骨细胞破坏、吸收,使骨髓腔进一步增宽、加大。

(5)次级骨化中心出现与骺板的形成。在骨发生和生长的过程中,长骨两端骨骺部的软骨内又先后出现新的骨化中心,称为次级骨化中心。次级骨化中心大多在出生后出现,但是不同部位骨的次级骨化中心出现的时间不同,即使同一长骨两端的次级骨化中心出现的时间也不尽相同。次级骨化中心出现之后,软骨雏形中骨骺和干骺端之间保留的软骨层称为骺板,它是长骨增长的基础。

骺板内的软骨细胞不断地增殖、生长,又不断地分泌软骨基质,细胞间质逐渐钙化。同时,初级骨化中心也不断向两端扩展,破骨细胞不断破坏、吸收钙化的软骨,而成骨细胞也不断产生类骨质并钙化为骨质,共同使骨干不断加长。因此,在骺板和骨干之间存在软骨静止状态、软骨增殖状态、软骨基质钙化及形成类骨质并被钙化为骨质这样一个软骨被骨质替换的连续现象。

正常情况下,骨的长度增长主要是通过骺板软骨向两端生长来实现,软骨增长的速度与软骨破坏、成骨的速度保持相对平衡,骺板的厚度相对恒定。

三、影响骨生长发育的原因

骨组织是一个新陈代谢很活跃的组织,它贯穿了人的整个生命过程。从儿童到发育成熟,骨的生长速度是不同的,身体各部分的骨骼生长发育的速度也不尽相同。骨的生长发育速度取决于骺板软骨细胞增殖的速度,它又受原始软骨细胞的素质、遗传基因、营养状态、维生素、内分泌、矿物质代谢、肾功能状态、应力及血液循环等多方面因素的影响。

(一)原始软骨细胞因素

随着现代科学的发展,超微结构生物化学研究发现,在发育不良软骨的软骨细胞中,存在软骨蛋白聚糖和胶原成分的改变。原始软骨细胞的结构缺陷导致了各种类型的侏儒发生,而一些所谓的生长发育畸形,也是因为存在原始结构缺陷的基础。

(二)维生素因素

1.维生素 A

维生素 A 与软骨细胞的生长、成熟、退变、软骨蛋白聚糖的合成和分解有关。维生素 A 缺乏,会影响软骨细胞的发育,影响骨的塑造。维生素 A 过多,会影响软骨基质的形成。而在维生素 A 中毒后,软骨细胞则会产生一种可溶性硫酸糖胺聚糖,它取代正常的硫酸软骨素,引起软骨基质溶解,从而使生长区丧失抗矿化能力而过早矿化,结果导致骨骺在发育未成熟前就提早闭合,终止了骨骺的纵向生长能力,造成短肢与畸形。

2.维生素 D

维生素 D 是体内维持正常钙、磷代谢必不可少的一种物质。在生长发育阶段,骨的矿化作用很活跃,身体对维生素 D 的缺乏反应也最为敏感。若维生素 D 缺乏,就会使软骨变形区退变的软骨细胞不能矿化、骺板异常增宽、骨的纵向生长明显减慢,严重影响骨的生长发育,甚至导致佝偻病发生。

3.维生素 C

维生素 C 与骨胶原组织、骨样组织的形成有密切的关系。当维生素 C 缺乏时,不仅新骨的形成受到影响,而且还容易引起骨骺早闭现象。

(三)内分泌因素

1.垂体分泌的生长激素

垂体分泌的生长激素直接影响软骨细胞的活力,影响软骨内成骨。在骨骺闭合前,如果垂体功能亢进,就会生长过度,出现巨人畸形。如果垂体功能低下,则会出现生长激素缺乏性侏儒症。

2.甲状腺激素

甲状腺素不仅能够促进骺板软骨细胞成熟、肥大和凋亡,还能促进骨骼中钙的代谢。当甲状腺功能低下时,会出现明显的软骨内成骨障碍、骨骺的次级骨化中心延缓出现、骨龄明显落后于实际年龄等现象。

3.甲状旁腺激素

甲状旁腺激素通过反馈机制调节体内钙的含量,血钙水平的高低受甲状旁腺激素的直接影响。甲状旁腺激素增多可引起骨质溶解,释放骨钙入血。若血钙仍不能上升到正常水平,则会进一步激发破骨细胞的溶骨作用,使血钙恢复到正常水平。

4.降钙素

降钙素的主要生理作用是抑制破骨细胞对骨的吸收、减少骨盐溶解,同时促进骨骼对钙的吸收,使血钙含量减少。在生理情况下,骨不断摄取血钙以供类骨质矿化过程所需,降钙素刺激成骨细胞分泌类骨质,并促使钙沉积于类骨质。

5.性激素

性腺和肾上腺皮质分泌的性激素都有促进成骨细胞合成、代谢的作用,故与骨的生长和成熟有关。当雌激素不足时,成骨细胞处于不活跃状态,而破骨细胞的活动性则相对增强,往往会出现骨组织重吸收过多的失骨现象。雄激素则有促进骨样组织形成的作用,若骨样组织的形成速度超过了软骨细胞的增殖速度,则会引起骨骺过早闭合,使纵向生长停止。

6.糖皮质激素

肾上腺皮质分泌的糖皮质激素,既会抑制小肠对钙的吸收,又会抑制肾小管对钙的重吸收,从而对骨的形成产生影响。

(四)细胞因子因素

1.表皮生长因子

骺板的内皮细胞中存在表皮生长因子,它能够刺激细胞复制,抑制胶原合成。在骨折损伤期间,表皮生长因子的激活可促进骨形成和骨折愈合。

2.成纤维细胞生长因子

成纤维细胞生长因子可以促进软骨细胞的再生和新血管的形成。

3.转化生长因子-β

转化生长因子-β家族由各种各样的生长因子组成,由成骨细胞产生。新产生的转化生长因子-β是一种无生物活性的复合物,主要储存于骨基质中,在破骨细胞作用下激活成为有效的转化生长因子-β,同时具有抑制破骨细胞的形成、激活成骨细胞与骨形成的作用。因此,转化生长因子-β被认为是生理性骨重塑过程中的骨吸收与骨形成的偶联因子。

(五)肾血管因素及应力负荷因素

肾血管、肾小管功能不良所引起的肾衰竭,必将影响体内钙、磷的代谢平衡,进而影响到骨的矿化过程。应力及负荷因素也会影响骨的正常生长和发育,在生理负荷刺激下会有利于骨的生长发育。然而,若骨的负荷超载、应力异常、软组织张力异常,均会影响骨的正常生长和发育,甚至会引起骨骼发育畸形。

(六)其他因素

血液循环障碍:骨的主要滋养血管循环障碍,特别是骨骺与干骺端的血液循环障碍,均会影响骨的正常生长发育。感染、外伤及某些骨骺疾病是造成局限性骨生长发育障碍的主要原因,感染可直接造成感染局部骨组织或骨骺的破坏。小儿骨骺损伤若处理或治疗不当,往往会直接导致骨骺过早闭合,影响骨骺的生长发育。

第二节　骨的组织结构与血液供应

一、骨的细胞

骨组织结构中存在4种细胞成分,即骨原细胞、成骨细胞、骨细胞和破骨细胞。其中骨细胞最为多见,位于骨质内,其他细胞均位于骨质的边缘。

(一)骨原细胞

骨原细胞又名骨祖细胞、前成骨细胞,是一种幼稚的干细胞,来源于间充质,是具有细小突起的扁平细胞,有圆形或椭圆形的核,其染色质颗粒匀细,细胞质含量较少,仅含少量核蛋白体及线粒体。骨原细胞具有再增殖和分化的能力,分布于骨小梁游离面、骨膜最内层、哈弗斯管内衬及毛细血管外周等处,当骨组织生长或重建时,它能增殖、分化为成骨细胞。当然,骨原细胞具有多向分化潜能,分化取向取决于所处部位和所受刺激性质。

(二)成骨细胞

成骨细胞常见于生长期的骨组织中,大多聚集在新形成的骨质表面,是由骨内膜和骨外膜深层的骨原细胞分化而成。成骨细胞较大,呈柱状或椭圆形,细胞核呈圆形,核仁明显。电镜下,可见细胞质内含大量的粗面内质网和发达的高尔基体。成骨细胞以突起互相连接,并与骨细胞突起相接。

成骨细胞的主要功能是合成和分泌骨基质的有机成分,促使骨矿化和调节细胞外液与骨液间电解质的流动作用。主要功能表现在:①产生胶原纤维和无定形基质形成类骨质;②分泌骨钙蛋白、骨粘连蛋白和骨唾液酸蛋白等非胶原蛋白,促使骨组织的矿化;③分泌一些细胞因子,调节骨组织的形成和吸收。

成骨细胞经历增殖、分化、成熟、矿化等各个阶段后,被矿化骨基质包围或附着于骨基质表面,逐步趋向凋亡或变为骨细胞。细胞因子、细胞外基质和各种激素都能诱导成骨细胞的凋亡。另外,骨形态生成蛋白、甲状旁腺激素、糖皮质激素、性激素等也参与成骨细胞凋亡过程的调节。成骨细胞通过这个凋亡过程来维持骨的生理平衡,它是参与骨生成、生长、吸收及代谢的关键细胞之一。

(三)骨细胞

1.骨细胞的形态

骨细胞的形态呈多突形,胞体扁平椭圆,突起多而细长,相邻细胞突起借缝隙连接相连。胞体居于细胞间质中,胞体所占空间称为骨陷窝,而其细胞突起所占空间称为骨小管,各骨陷窝借骨小管彼此互相沟通。电镜下,细胞质内含少量的线粒体、高尔基体和散在的粗面内质网。骨陷窝及骨小管内含有组织液,具有营养骨细胞和排出代谢产物功能。

2.骨细胞的功能

骨细胞是骨组织中的主要细胞,它是成骨细胞谱系中最为成熟和终极分化的细胞。骨细胞不但参与骨形成与吸收,而且在传导信号及在骨更新修复过程中也起重要作用。

(1)骨细胞性溶骨和骨细胞性成骨:骨细胞可主动参与溶骨过程,并受甲状旁腺激素、降钙素和维生素 D_3 的调节及机械应力的影响。骨细胞在柠檬酸、乳酸、胶原酶和溶解酶的作用下引起骨细胞周围的骨质吸收，使骨陷窝扩大，骨陷窝壁粗糙不平，即骨细胞性溶骨。骨细胞性溶骨也可发生类似破骨细胞性骨吸收，使骨溶解持续地发生在骨陷窝的某一端，从而使多个骨陷窝融合。当骨细胞性溶骨结束，成熟骨细胞又可在降钙素的作用下进行继发性骨形成，使骨陷窝壁增添新的骨基质。生理情况下，骨细胞性溶骨和骨细胞性成骨是反复交替的，即平时维持骨基质的成骨作用。而在机体需提高血钙时，又可通过骨细胞性溶骨活动从骨基质中释放钙离子入血。

（2）参与调节钙、磷平衡：骨细胞除了通过溶骨作用参与维持血钙、血磷的平衡外，骨细胞还具有转运矿物质的能力。骨细胞可以通过摄入和释放 Ca^{2+} 和 P^{3+}，以及骨细胞间的连接结构进行离子交换，参与身体调节钙和磷的平衡。

（3）感受力学信号：骨细胞遍布骨基质，并构成庞大的网样结构，成为感受和传递应力信号的结构基础。

（4）合成细胞外基质：成骨细胞被基质包围后，逐渐转变为骨细胞。骨细胞合成细胞外基质的细胞器逐渐减少，合成能力也逐渐减弱，但是骨细胞还能合成骨桥蛋白、骨粘连蛋白及Ⅰ型胶原蛋白等少部分行使功能和生存所必需的基质。

（四）破骨细胞

1.破骨细胞的形态

破骨细胞数量较少，分布在骨质表面，它是一种多核大细胞，一般可含有6～50个细胞核，细胞质呈泡沫状。电镜下，破骨细胞是由皱褶缘、亮区、小泡和空泡区、细胞的基底部等4个细胞质区域构成的具有极性的细胞，细胞质内含大量的粗面内质网、发达的高尔基体、丰富的线粒体和溶酶体。

2.破骨细胞的功能

破骨细胞的主要功能为骨吸收，在形态学上其骨吸收结构由两部分组成。一是皱褶缘，是在破骨细胞表面与骨基质相连处的结构，呈刷状或横纹状，由凹进和突出的细胞质形成。骨吸收装置的另一部分为亮区，该亮区也位于与骨基质相连的细胞膜上，表面光滑，外形与其附着的骨基质边缘轮廓一致。骨吸收的最初阶段，破骨细胞移动活跃，细胞分泌的有机酸使骨矿物质溶解和羟基磷灰石分解，接下来就是骨的有机物质的吸收和降解。在整个有机物和矿物质的降解过程中，破骨细胞与骨的表面始终紧密结合，持续将基质中的钙离子转移至细胞外液。但是，破骨细胞产生的一氧化氮对骨吸收过程具有抑制作用，同时也有减少破骨细胞数量的作用。

二、骨基质

骨组织的细胞间质又称为骨基质,它由有机成分及无机成分组成。有机成分由成骨细胞分泌的大量胶原纤维和少量基质构成,约占密质骨重量的24%。无机成分主要为钙盐,其化学结构为羟基磷灰石结晶,约占密质骨重的75%。骨盐含量随年龄的增长而增加。有机成分主要使骨质具有韧性,而无机成分使骨质坚硬。

(一)有机质

骨中的有机质90%～95%为骨胶原,其他10%为无定形基质,主要为蛋白多糖及脂类。

1.胶原纤维

人体的胶原纤维大约50%存在于骨组织中,它是包埋在含有钙盐基质中的一种结晶纤维蛋白原,是骨与软骨中主要的蛋白成分,对骨与软骨的体积、形状和强度有着重要的作用。胶原分子合成是在成纤维细胞、成骨细胞和成软骨细胞内完成的,其中的骨胶原主要为Ⅰ型胶原蛋白,而软骨胶原主要为Ⅱ型胶原蛋白。

2.无定形基质

无定形基质是一种没有固定形态的胶状复合质,仅占有机质的10%左右,其主要成分是蛋白多糖和蛋白多糖复合物。蛋白多糖是一类由糖胺聚糖和核心蛋白所组成的化合物,主要存在于软骨,而骨组织中主要为糖蛋白。蛋白多糖和糖蛋白对钙有较高的亲和力,骨形态生成蛋白具有诱导成骨的作用,能使间质细胞转化为软骨细胞或成骨细胞,从而促进骨的愈合。无定形基质中的脂质约占骨组织有机物的0.1%,主要为游离脂肪酸、磷脂类和胆固醇等,在骨的生长代谢过程中也起一定的作用。

(二)无机质

无机质即骨矿物质,又称骨盐,占干骨重量的65%～70%。骨盐中95%是钙、磷固体,一种结晶度很差的羟基磷灰石。磷酸钙是最初沉积的无机盐,以非晶体形式存在,占成人骨无机质总量的20%～30%。

骨骼中的矿物质晶体与骨基质的胶原纤维之间存在十分密切的物理-化学和生物化学-高分子化学结构功能关系。正常的羟基磷灰石形如长针状,大小较一致,有严格的空间定向,倘若羟基磷灰石在骨矿化前出现空间定向与排列紊乱,骨的矿化过程即可发生异常,同时也会使骨基质的代谢出现异常。

三、骨的组织结构

骨的组织结构是由不同排列方式的骨板构成的,其表现形式为松质骨、密质骨及骨膜。

(一)松质骨

松质骨多分布在长骨的骨骺部,由片状和/或针状的骨小梁连接而成,骨小梁之间的间隙相互连通,并与骨干的骨髓腔直接相通,腔隙内可见红骨髓及血管。松质骨的骨小梁由成层排列的骨板和骨细胞组成,骨小梁的排列方向与其承受的压力和张力曲线大体一致,将所承受的压力均等传递,变成分力,从而减轻骨的负荷。

(二)密质骨

密质骨多分布在长骨骨干,由不同排列方式的骨板组成。骨板排列方式有以下 4 种。

1.外环骨板

外环骨板环绕于骨干表面并与表面平行排列,有数层或十数层,排列较为整齐。外环骨板的外面与骨膜紧密相接,其中可见横向穿行的管道,称为穿通管,又称为福尔克曼管,骨外膜的小血管借此管道进入骨内。

2.内环骨板

内环骨板环绕于骨干的骨髓腔表面,仅由少数几层骨板组成,排列不如外环骨板平整。内环骨板表面衬以骨内膜,后者与被覆于松质骨表面的骨内膜相连续。内环骨板中也有穿通管穿行,管中的小血管与骨髓血管相通。从内、外环骨板最表层的骨陷窝发出的骨小管,一部分伸向骨质深层,与深层骨陷窝的骨小管通连;另一部分伸向骨质表层,终止于骨和骨膜交界处。

3.哈弗斯骨板

哈弗斯骨板介于内、外环骨板之间,是骨干密质骨的主要部分。10～20 层的哈弗斯骨板以哈弗斯管为中心,呈同心圆排列,每层骨板的平均厚度为 3 μm,并与哈弗斯管共同组成哈弗斯系统,又称为骨单位。哈弗斯管也称为中央管,内有血管、神经及少量的结缔组织。

哈弗斯系统并不总是呈单纯的圆柱形,它可有许多分支互相吻合,具有复杂的立体构型。因此,可以见到由同心圆排列的骨板围绕着斜行的中央管。中央管之间还有斜行或横行的穿通管互相连接,但穿通管周围没有同心圆排列的骨板环绕,据此特征可区别穿通管与中央管。

哈弗斯管长度为 $3\sim5$ mm,直径因各骨单位而异,内壁衬附一层结缔组织,其中的细胞成分随着每一骨单位的活动状态而各有不同。在新生的骨单位内多为骨原细胞,而被破坏的骨单位内则有破骨细胞。最新在骨外膜或骨内膜表面形成的骨单位,或在松质骨内形成的骨单位,称为初级骨单位。初级骨单位常见于未成熟骨,随着年龄增长,初级骨单位相应减少。次级骨单位,或称继发性哈弗斯系统,与初级骨单位相似,是初级骨单位经过改建后形成的骨结构。

4.间骨板

间骨板为填充在骨单位之间的一些不规则的平行骨板,它是骨生长和改建过程中,哈弗斯骨板被溶解吸收后的残留部分,由一些旧的、未被吸收的骨单位或外环骨板的残留部分组成。间骨板大小不等,呈三角形或不规则形,虽然也由平行排列骨板构成,但大多缺乏中央管结构。间骨板与骨单位之间有明显的黏合线分界,黏合线是由骨盐和少量胶原纤维形成的一种折光较强的轮廓线。伸向骨单位表面的骨小管都在黏合线处折返,不与相邻骨单位的骨小管通连,使得同一骨单位内的骨细胞只能接受来自其中央管的营养供应。

(三)骨膜

骨膜是由致密结缔组织所组成的纤维膜,除关节面以外,骨的内、外表面均被覆有骨膜,分别称为骨外膜和骨内膜。

1.骨外膜

骨外膜一般分为浅、深两层:①浅层是一层薄的、致密的、排列不规则的结缔组织,含有成纤维细胞、粗大的胶质纤维束,且有血管和神经在纤维束中穿行。部分粗大的胶质纤维束向内穿入环骨板,亦称穿通纤维,这些纤维将骨膜牢牢地固定在骨面上,特别是肌与肌腱附着处。②深层为骨外膜的内层,主要由多功能的扁平梭形细胞组成,有丰富的弹力纤维,而粗大的胶质纤维较少。骨外膜深层与骨质紧密相连,随着年龄和功能活动不同,在结构上不断变化。胚胎时期或幼年时期,由于骨骼生成迅速,内层的细胞数较多,且功能甚为活跃,它直接参与骨的生长,很像成骨细胞。成年期骨外膜深层细胞呈稳定状态,变为梭形,与结缔组织中的成纤维细胞很难区别。而当骨质受损后,这些细胞又可恢复造骨能力,变为典型的成骨细胞,参与新骨的形成。在骨的生长期,骨外膜很容易剥离,但在成年后,骨外膜与骨附着牢固,不易剥离。

2.骨内膜

骨内膜是一薄层含细胞的结缔组织,除衬附在骨髓腔面以外,也衬附在中央管内及骨松质的骨小梁表面。骨内膜中的细胞也具有成骨和造血功能,还有形成破骨细胞的可能。成年后的骨内膜细胞呈不活跃状态,若遇有骨损伤时,可恢复造骨功能。

骨膜的主要功能是营养骨组织,为骨的修复或生长不断提供新的成骨细胞。骨膜具有成骨和成软骨的双重潜能,临床上利用骨膜移植,已成功地治疗骨折延迟愈合或不愈合、骨和软骨缺损、先天性腭裂和股骨头缺血性坏死等疾病。骨膜内有丰富的游离神经末梢,能够感受痛觉。

四、骨的血液供应及回流

骨的血供对于维持骨的生长、重建及生理功能十分重要,在骨受到损伤后,骨损伤局部的血供状况将影响骨的修复过程及预后。

(一)血液供应

长骨的血供来自3个方面:①骨端、骨骺和干骺端的血管;②进入骨干的营养动脉(常有1~2条);③骨膜的血管。进入骨干的营养动脉分为2个大的分支,即升支和降支,每支又分为许多细小的分支,其中70%进入骨皮质,30%进入髓内窦状毛细血管。升支和降支的终末血管为长骨的两端供血,并与骨骺和干骺端的血管形成吻合。起源于髓内营养动脉的皮质小动脉,呈放射状直接进入骨皮质,或以2~6支小动脉为一束的形式进入骨皮质。这些小动脉进一步分支,部分顺着骨的长轴纵向延伸,另一部分呈放射状走行,最终在骨单位形成毛细血管。另外,也有一些小动脉在进入骨皮质后又穿出骨皮质,与骨膜的小动脉相吻合,在局部形成动脉网。髓腔内的一些小动脉形成髓内毛细血管,负责骨髓的血供。中央管内常常存在两条管壁很薄的血管,一条较细的动脉和一条稍粗的静脉,两者形成两个方向的血流,但也有中央管内只存在一条毛细血管的现象。

(二)骨血流量及其调节

1.骨循环的生物力学

骨髓内存在的固有压力[6.0~7.0 kPa(45~60 mmHg)]高于骨外毛细血管压力,通过这个压力差可驱使血流朝向骨皮质。骨髓腔在心脏搏动时,会产生1.1~1.3 kPa(8~10 mmHg)的搏动压,每一次心脏搏动都将会增进骨的离心血流。肌肉间隔内的静脉存在丰富的静脉瓣,肌肉收缩可以使静脉排空,同时静脉瓣可阻止血液倒流,随着肌肉收缩活动可通过"肌肉泵"将血液从骨泵回心脏。

2.骨的血流量

成人在休息状态时,骨内的血流量约占心排血量的20%。

3.骨内血管的神经-体液调节

骨和骨膜由交感神经和感觉神经支配。骨内血管存在肾上腺素能收缩反应受体。缩血管神经活性物质包括酪氨酸羟化酶和神经肽 Y 等,扩血管神经活性物质包括降钙素基因相关肽、血管活性内源肽及 P 物质。值得注意的是,骨内血管对缩血管活性物质比较敏感,而对扩血管神经活性物质相对不敏感。另外,骨内一氧化氮也可引起血管扩张反应,但长时间缺血再灌注可明显减少一氧化氮的释放。

(三)静脉回流

骨的静脉系统比动脉系统体积大 6～8 倍,骨的静脉血最终通过骨膜静脉、骨干营养静脉和干骺端静脉回流。长骨的静脉血大部分汇入骨膜静脉丛,少部分静脉血汇入骨的干骺端静脉,另有 5%～10% 的静脉血汇入骨干营养静脉。长骨髓腔内具有一个较大的中央静脉窦,接受横向分布的静脉血液,这些血液来自骨髓的毛细血管床(即窦状毛细血管),中央静脉窦的静脉血经骨干营养静脉回流。

第三节　骨的病理生理

一、骨组织的病理生理

(一)骨质疏松

骨组织随着年龄的增长会逐渐发生钙、磷丢失,骨密度下降,松质骨骨小梁变细及断裂,骨皮质板层结构紊乱等退行性骨质疏松改变。其病因及发生机制并不十分清楚。可能的原因有以下几点。①成骨细胞寿命缩短、功能减退引起成骨和骨量减少;②内分泌功能紊乱,如性激素水平下降或失衡造成胶原和基质合成减少、骨质吸收增加,钙调节激素的分泌失调致使骨代谢紊乱;③随着年龄增长、运动减少,导致骨的应力刺激减少,成骨细胞生物活性降低;④全身代谢性疾病、肝肾功能障碍、酒精中毒、皮质类固醇类药物与光照不足等因素影响骨的正常代谢。

(二)骨坏死

骨坏死是指由于各种原因（机械因素、生物因素等）导致骨的循环中断,进而引起骨细胞坏死、骨的钙化、骨吸收等一系列复杂的病理过程。骨坏死可以在任何年龄、任何性别发病。

骨坏死病理:骨坏死的组织学改变一般发生在血供中断24～72小时之后,而骨细胞坏死发生在缺血后的2～3小时。光镜下表现为骨髓造血细胞和脂肪细胞坏死、骨细胞陷窝空虚、骨坏死区由充血带和毛细血管反应带所包绕。

尽管骨坏死的发病机制已有大量的研究,但其确切机制仍不明确。常见的致病因素包括以下几点。①全身代谢紊乱、饮酒、激素等骨细胞毒性因素,可使成骨细胞数量减少、凋亡,同时增加破骨细胞的活性和数量。②脂肪栓子、关节内压力增高、关节脱位、血管外因素及神经血管反射性因素,均可引起骨的微循环障碍,使骨的血流量降低或血栓形成。③免疫因子、免疫复合物、自身抗体等免疫学因素也参与骨坏死的发病。④高凝低纤溶基因、激素转运基因等易感基因是导致骨坏死的高危因素。创伤性骨坏死多是由于骨的血流阻断引起,而非创伤性骨坏死则被认为是由于微血栓形成,引起骨细胞死亡和结构丧失。无论这些致病因素是直接作用于骨细胞,还是间接作用于骨内血管外间室,只要会引起骨静脉阻塞,导致骨内血流量下降、骨髓组织缺氧、骨细胞死亡,最终均会导致骨坏死的发生。

(三)骨软化症与佝偻病

骨软化症和佝偻病均是由于维生素D缺乏、钙和磷摄入不足或不能在体内被充分吸收利用,导致新形成的骨基质不能矿化,以至影响到骨骼的发育,出现骨骼变形的代谢性骨病。两者的区别在于发生在成人骺板闭合以后者称为骨软化症,发生在婴幼儿和儿童骺板闭合以前者称为佝偻病,两者的病因和发病机制基本相同。

骨软化症和佝偻病的病理改变是干骺端由钙化不足的软骨和未钙化的骨样组织组成,骺板增宽、增厚,但软骨及新生骨钙化不足,骨端扩大呈杯状。镜下干骺端软骨细胞增生,但排列紊乱,异常的骺板使毛细血管不能进入,不能形成骨小梁。

(四)消失性骨病

消失性骨病又名戈勒姆病、大块骨溶解等。该病是一种以血管或淋巴管增生、骨组织溶解为主要表现的罕见病。全身长骨和扁骨均可被侵犯，表现为患骨变细，最后在 X 线片上患骨可完全消失。

影像学表现：X 线检查提示髓腔内和骨皮质下出现类似骨质疏松的密度减低区；骨干缩窄，一端似削尖的铅笔，或患骨完全消失。CT 平扫及三维重建更能清楚地显示溶骨病变及其范围。

消失性骨病的病理表现一般分为早期和晚期两个阶段：早期镜下可见骨小梁间纤维结缔组织增生，纤维组织中可见到薄壁扩张的血管或淋巴管；晚期可见致密纤维结缔组织取代骨组织，血管或淋巴管少见。

（五）石骨症

石骨症又名大理石骨病，1904 年由德国放射学家 Albers-Schonberg 首次发现，是一种少见的骨发育障碍性疾病。其特点是全身性骨质硬化，骨塑形异常，进行性贫血，容易骨折，往往有家族史。

石骨症的病理改变是破骨细胞功能缺陷或生成缺陷使钙化骨组织不能及时被吸收，而骨组织的增生又不断进行，引起新生骨组织堆积、骨密度增高、骨髓腔狭小以至消失、皮髓质分界不清如大理石一般。在长骨的干骺端，由于软骨也不能及时被吸收而被包裹在钙化的骨基质中，软骨柱排列紊乱，使得干骺端增宽呈杵状。

二、生长骨骺的病理生理

（一）软骨发育不全

软骨发育不全是一种常染色体异常的显性遗传病，临床上以四肢短小、巨颅、鼻梁下陷、前额突出等为特点。解剖学研究可见肢体短、粗，椎间隙变窄，髋关节变扁，坐骨大切迹变小等表现。镜下显示骨骺软骨板中的软骨细胞有的聚集成堆，周围绕以许多纤维间隔；有的软骨细胞排列紊乱，钙化不良。

（二）生长激素缺乏性侏儒症

生长激素缺乏性侏儒症是指垂体前叶功能障碍或下丘脑病变，使生长激素分泌不足而引起的生长发育缓慢，身材矮小，但比例匀称的一种疾病。患者骨骼发育迟缓，骨骺延迟融合甚至终身不愈合。光镜下可见患者骺板不整齐，局限性变性，干骺端新生骨质增生不明显，骨骺及干骺端可为一些较成熟的骨质所封闭，以至软骨内骨化过程停顿或减慢，后期可见这些骺板消失现象。

（三）大骨节病

大骨节病是一种以软骨坏死为主要改变的地方性疾病。病理变化表现为骺板软骨及关节软骨内发生明显的营养不良性变化。肉眼可见软骨盘与干骺端不规则、锯齿状凹凸不平，或软骨盘消失、干骺端变大、变形。光镜下可见：①软骨坏死灶周围软骨细胞萎缩及变性；②软骨坏死后，周围继发性软骨细胞增生；③骨骺内骨组织局限性崩解、吸收并被纤维组织代替，边缘可见破骨细胞。

第四节　关节的正常结构与病理生理

关节是指骨与骨之间借纤维结缔组织、软骨或骨组织以一定的方式相互连接形成的结构。根据骨间连接组织的不同和关节活动的差异可将关节分为滑膜连接、纤维性连接、软骨性连接和骨性连接。滑膜连接即滑膜关节，最为常见。其基本结构包括关节面、关节囊和关节腔。关节面上覆有一薄层软骨，称为关节软骨。

一、关节软骨的结构与组成

（一）软骨的结构与类型

软骨结构由软骨组织和软骨膜构成，软骨组织又由软骨细胞和细胞间质构成，软骨细胞被细胞外基质所包埋，基质呈凝胶状，其中含纤维成分。软骨内无血管、淋巴管和神经。软骨具有一定的弹性和硬度，是胚胎早期的主要支架成分，随着胚胎的发育，逐渐被骨所取代，永久性软骨散在分布于外耳、呼吸道、椎间盘、胸廓及关节等处。软骨依其部位不同而作用各异，如关节软骨具有支撑重量和减少摩擦的作用，耳和呼吸道的软骨具有支架作用。依据细胞间质中纤维的不同，软骨分为3种类型：透明软骨、纤维软骨和弹性软骨。

1.透明软骨

透明软骨分布较广，多分布于关节、肋软骨、呼吸道的某些部位。透明软骨新鲜时呈透明状，细胞间质中仅含少量胶原纤维，基质十分丰富。透明软骨内无血管和神经，但在胚胎的软骨或较大的软骨内偶尔可见有大血管穿行。

2.纤维软骨

纤维软骨分布在椎间盘、关节盂、关节盘、耻骨联合面之间的连接处及关节软骨的肌腱附着处。纤维软骨与之相连续的致密结缔组织之间无明显界限，纤维软骨呈白色。纤维软骨细胞间质内存在丰富、成束的胶原纤维，软骨细胞位于软骨陷窝内,散在于纤维束之间。

3.弹性软骨

弹性软骨分布于耳郭、外耳道、咽鼓管、会厌和喉软骨等处。弹性软骨新鲜时呈不透明黄色,其细胞间质内含有大量的弹性纤维,具有明显的可弯曲性和弹性。弹性软骨中纤维成分以相互交织排列、有分支的弹性纤维为主,胶原纤维较少。软骨细胞呈球形,以单个或2～4个同源细胞群的方式分布。

(二)关节软骨的结构

关节软骨多为蓝白色透明软骨,随着年龄增长而色泽有所变暗。软骨质地坚而韧,受压时变形,去压后可恢复原形。

关节软骨自关节表面向骨端分为4个区:Ⅰ～Ⅲ区为非矿化区,Ⅳ区为矿化区。Ⅰ区也称表面切线区,主要成分为与表面平行的胶原原纤维,软骨细胞较少、散在分布,细胞小、呈梭形、长轴与表面平行。Ⅱ区也称移行区或中间区,软骨细胞较大,呈圆形或椭圆形,细胞散在分布。Ⅲ区也称辐射区,软骨细胞呈柱状排列,方向与关节表面垂直,细胞可见退变迹象,表现为核染色质致密、外形不规则、内质网扩张、线粒体扩大呈球形乃至空泡化等。Ⅳ区即矿化区,软骨细胞较大,呈现进一步退化现象。此区的主要特征是以钙的沉积为主的软骨间质矿化。

(三)关节软骨的组成

1.软骨细胞

透明软骨的细胞被包埋在软骨基质内,其所占据的基质内小腔,称为软骨陷窝。生理状态下,软骨细胞充满于软骨陷窝。软骨细胞的形态、大小不一,细胞核小,呈圆形,细胞质微嗜碱性,常有一个大的脂滴存在。电镜下,胞质内含有丰富的粗面内质网和发达的高尔基体,线粒体较少。

2.细胞间质

细胞间质由胶原纤维和基质组成。胶原纤维散布于基质中,而基质主要由水和蛋白多糖组成。水分是正常关节软骨最丰富的成分,占湿重的65%～80%。其中30%的水分位于胶原的纤维间隙,其他部分位于基质中的分子间隙。当固体基质受到挤压或存在压力梯度时,水分可以在基质中流动,通过组织和关节表面的水分流动,促进营养物质的输送和关节润滑。另外,软骨基质中所含的大量水分使透明软骨呈半透明状。胶原是基质中主要的大分子结构,占关节软骨干重的50%以上。软骨的胶原在分子内或分子间所形成的交错连接可以增加纤维网的三维稳定性，使组织具有张力特性。蛋白多糖是一种复杂的大分子，由核心蛋白共价结合糖胺聚糖组成。高浓度的蛋白多糖使软骨形成十分牢固的凝胶状。

（四）软骨膜和软骨的营养

软骨外面包裹一层较致密的结缔组织（关节软骨的表面无结缔组织），即称为软骨膜。软骨膜分为两层：外层纤维较致密，血管少，细胞稀疏，主要起保护作用；内层纤维较少，血管和细胞较多，主要具有营养作用。

二、关节的血管、淋巴管和神经

（一）关节的血管

关节的血供主要来自邻近动脉的分支，这些动脉分支在关节周围形成动脉网。从动脉网发出数条动脉分支进入关节囊，并发出骨骺支进入骨骺部。进入关节囊的血管可深入纤维层和滑膜层，形成丰富的毛细血管网。在关节软骨周围，滑膜血管排列成环形网，形成关节血管环。

（二）关节的淋巴管

关节囊的内层和外层均有淋巴管网。淋巴管起始于关节毛细淋巴管，最终汇入肢体的主干淋巴管。

（三）关节的神经

分布在关节的神经纤维按其性质可分为3种类型：躯体感觉神经、本体感觉神经和自主神经纤维。关节囊纤维层的神经纤维较滑膜层丰富，故纤维层对各类刺激都很敏感。而滑膜层的神经纤维少，对疼痛刺激不敏感，但对温度敏感，冷热刺激可出现相应的血管收缩与扩张反应。

（四）椎间盘的血供和神经支配

发育成熟的椎间盘的血供和神经支配都很有限，血管分布在纤维环表面，可以穿入外层纤维浅层。椎体的血管也紧贴终板走行，并不进入椎间盘。纤维环的表面有单支和丛状无髓鞘神经末梢及包囊状神经末梢分布，部分单支游离神经末梢可进入纤维环的外层。在关节囊和脊柱的韧带中也有游离的包囊状神经末梢。

三、关节的辅助结构

（一）韧带

韧带由致密结缔组织构成，呈扁带状、圆束状或膜状，一般多与关节囊相连，形成关节囊局部特别增厚的部分,有的则独立存在。韧带的附着部与骨膜或关节囊相编织。韧带的主要功能是限制关节的运动幅度,增强关节的稳固性,其次是为肌肉或肌腱提供附着点,有的韧带(如膝关节的髌韧带)本身就是由肌腱延续而成的。此外,尚有一些韧带位于关节内,叫关节(囊)内韧带,如股骨头韧带、膝交叉韧带等,它们的周围都覆以滑膜。

(二)关节盘

一些关节的关节腔内生有纤维软骨板结构,称为关节盘。关节盘的周缘附着于关节囊,关节盘将关节腔分隔为上、下两部,其作用一方面可使关节头和关节窝更加适应;另一方面使关节运动分别在上、下关节腔进行,增加了关节运动的灵活性和多样性,而且它也具有缓冲震荡的作用。膝关节内的关节盘不完整,是两片半月形的软骨板,称为半月板,其功能与关节盘相似。

(三)关节唇

关节唇是由纤维软骨构成的环,围在关节窝的周缘,以加深关节窝,增加关节的稳固性。

(四)滑膜襞

关节内滑膜结构由疏松结缔组织构成,紧贴关节囊纤维层的内面,附着于关节软骨的周缘,除了关节软骨、关节盘及纤维软骨性半月板的中央部分以外,滑膜覆盖关节内的一切结构。关节的血管穿过纤维层,在关节面周围的滑膜内形成丰富的血管网。

关节的滑膜层突入关节腔形成的皱襞称为滑膜襞,如襞内含脂肪组织则形成滑膜脂肪襞或脂垫,有时滑膜层从纤维层缺口处突出,形成滑膜囊。关节软骨边缘的滑膜皱襞可以使该组织随着关节活动被拉长而不受损伤。滑膜脂垫可以在关节活动引起关节腔的形状、容积和压力发生改变时(尤其是负重较大的),起缓冲作用。

光镜下,滑膜细胞通常呈椭圆形,有许多的细胞质突起,但是细胞间的形态可以有明显差异。滑膜层内表面常有些微小的突起,称为滑膜绒毛。滑膜绒毛可以增加滑膜的面积,正常人体中各个关节的滑膜面积总和约为 $1\ 000\ cm^2$,有利于滑液的分泌和吸收。随着年龄的增长,绒毛的数量和大小也增加,但是在某些病理情况下则有异常改变。

四、关节软骨的病理生理

(一)关节软骨的衰老

关节软骨中软骨细胞数量成熟软骨较未成熟软骨为少,成熟软骨的软骨细胞的分布没有未成熟软骨均匀,成熟软骨的组织结构也与未成熟软骨不同,各层特征差别很大,特别在深层,软骨细胞的排列变化较大。软骨细胞在浅层与关节表面平行,在深层则呈与关节表面垂直的柱状排列。成人关节软骨Ⅰ~Ⅲ区的软骨细胞形态较未成熟软骨小,Ⅲ区软骨细胞逐渐出现核染色质致密、外形不规则、内质网扩张、线粒体扩大呈球形乃至空泡化等退行性改变,Ⅳ区软骨细胞出现进一步退变、退化现象。

关节软骨的化学成分变化:未成熟软骨的水分含量较高,随着骨骼的发育、成熟逐渐减少到一个稳定水平。胎儿关节软骨胶原含量相对较低,出生后胶原含量达到成人水平。关节软骨在出生时,蛋白多糖的含量最高,随着骨骼发育而逐渐减少。

(二)关节软骨的损伤

1.关节软骨的损伤改变

关节软骨的损伤主要涉及关节软骨和关节内软骨盘的损伤。轻微损伤可能只引起关节软骨面的表浅损伤;较重的损伤可导致关节软骨骨折、碎裂或脱落,后期关节内形成的游离体或脱落的软骨碎片会引起关节交锁。关节内软骨盘的损伤多见于膝关节半月板损伤。

2.关节软骨损伤的病理变化

关节软骨受到创伤后,软骨细胞肿胀、崩解、坏死,细胞内释放的蛋白质溶解酶及胶原酶破坏软骨基质,使蛋白聚糖降解或丧失、胶原纤维暴露。损伤的软骨组织间出现裂隙,裂隙被肉芽组织充填,逐渐形成纤维软骨,部分软骨脱落成为游离体。严重软骨面损伤可致软骨下骨暴露,甚至伴随软骨下骨骨折、出血;继而发生新骨形成,使骨的硬度增加,软骨的弹性下降,正常软骨的吸收震荡、缓冲应力的生物学功能降低。

(三)关节软骨的退行性改变

关节的损伤及退变使关节软骨表面不光滑,有脂质和色素沉着,关节软骨从蓝色透明逐渐转变为浅黄色不透明。在负重区可出现局部凹陷、浑浊、糜烂,软骨厚度变薄,晚期软骨表面粗糙不平,软骨碎裂、剥脱,软骨下骨暴露。骨性关炎软骨细胞和基质的退行性改变导致关节软骨结构和功能的丧失,并伴随着软骨的修复和重建过程。

1.关节软骨细胞的退行性改变

关节软骨退变早期,软骨细胞密度降低,细胞结构和成分出现多种退行性改变。关节软骨表层出现软骨纤维化、表层软骨细胞增殖、表层软骨劈裂改变。随后退变处软骨出现变薄、裂开或溃疡样变,严重者软骨完全消失,软骨下骨暴露。骨性关节炎软骨的早期改变是胶原网状结构破坏,蛋白多糖伸展,胶原浓度降低而水的含量增加。随着骨性关节炎病情恶化,软骨内细胞进一步减少,甚至大片区域内所有细胞实质全部消失。

2.关节软骨周围基质的退行性改变

关节软骨退变时,其基质也发生变化,细胞外基质浅层裂开呈丝绒状。间质水含量明显降低,胶原纤维的大小和超微结构排列方面表现为网状结构不整齐、表面膨胀、水含量增加、张力刚度降低、抗张强度减弱。严重骨性关节炎时,软骨破坏严重,胶原的浓度随着其他成分的减少而减少,蛋白多糖减少较胶原减少更为显著,使骨性关节炎在进展期胶原网络张力、刚度和强度显著减低。

五、滑膜的病理生理

关节滑膜损伤后出现滑膜组织挫伤、撕脱或断裂,滑膜内有充血、水肿和中性粒细胞浸润。镜下可见滑膜血管通透性增加,血浆渗出,纤维蛋白进入关节腔内;局部炎性细胞增多、聚集;滑膜细胞增生活跃,分泌滑液量增加;细胞分泌的蛋白溶解酶使关节表面的胶原成分破坏。轻度的滑膜缺损可由滑膜细胞增生而迅速修复,其他结缔组织细胞也可通过滑膜化生而参与滑膜的修复过程。

关节退行性改变时,滑膜表面皱襞和绒毛增多,滑膜细胞的细胞质减少,滑膜纤维化,滑膜下层的弹性纤维和胶原纤维增多。

六、关节囊、韧带的病理生理

(一)关节损伤时关节囊的病理

创伤导致的关节囊破裂、关节脱位使受损关节囊的滑膜层及纤维层出现明显的创伤反应,如微血管破裂出血、体液渗出、修复细胞增生、细胞分泌基质增加、胶原纤维增生,最终达到关节囊损伤部位的愈合。

(二)关节外韧带的愈合过程

关节外韧带的愈合过程可分为以下几个阶段。

1. Ⅰ期(炎症期)

韧带撕裂导致毛细血管破裂并在局部形成血肿,血凝块中炎症介质的释放会增加局部毛细血管的通透性,促进炎症细胞的局部趋化作用。

2. Ⅱ期(基质和细胞增生期)

成纤维细胞、巨噬细胞和肥大细胞增生,胶原合成活跃,新生的毛细血管芽与原有的毛细血管相互连接。

3. Ⅲ期与Ⅳ期(改建期与成熟期)

损伤局部细胞和血管的数量逐渐减少而胶原浓度逐渐增加,基质合成下降,基质的生化性质逐渐向正常韧带转变。韧带愈合一般需要 12 个月甚至更长的时间,才能完成所有的重建工作。

第五节　骨和软骨的损伤修复

一、骨的损伤修复

骨的损伤常见的有外伤性骨折和病理性骨折。骨折发生后,骨的再生能力很强,一般复位、稳定性良好的单纯外伤性骨折,在几个月内便可完全愈合,恢复正常结构和功能。骨外膜和骨内膜中成骨细胞的增生和新骨质的产生是骨折愈合的基础。骨折愈合过程与软组织的愈合不同,软组织主要通过纤维组织完成愈合过程,而骨折还需要纤维组织转化为骨来完成骨愈合的过程。

(一)骨折愈合过程

1. 血肿形成

骨组织和骨髓中都有丰富的血管,骨折发生后,在骨折的两端及其周围血管损伤处伴有大量出血,并形成血肿。血肿 6～8 小时内形成含有纤维蛋白网架的血凝块,随后,血肿周围的吞噬细胞、毛细血管和幼稚的结缔组织很快沿着这些纤维蛋白网架长入血肿内,幼稚的结缔组织主要分化为产生胶原纤维的成纤维细胞,血肿局部伴随轻度的炎症反应。

2. 纤维性骨痂形成

骨折后 2～3 天,随着新生血管长入,血管周围有大量间质细胞增生,血肿开始被肉芽组织取代而机化,继而发生纤维化形成纤维性骨痂,或称暂时性骨痂。

肉眼及 X 线检查可见骨折局部呈梭形肿胀。约 1 周后肉芽组织及纤维组织进一步转化形成透明软骨。形成的透明软骨多见于骨外膜的骨痂区,骨髓内骨痂区少见。

3.骨性骨痂形成

骨折后 7～10 天,纤维性骨痂中成骨细胞增加,类骨组织分泌增加,随着钙盐沉积,类骨组织逐渐转变为编织骨。纤维性骨痂中的软骨组织逐渐转化为骨组织,形成骨性骨痂。

根据骨痂细胞的来源及部位不同,骨痂分为外骨痂和内骨痂。外骨痂是由骨外膜内层的成骨细胞增生形成,它以梭形包绕骨折断端。长骨骨折的愈合过程以外骨痂形成为主。内骨痂是由骨内膜细胞及骨髓未分化间叶细胞转化来的成骨细胞增生形成编织骨。除了外骨痂和内骨痂之外,骨折局部还有桥梁骨痂、连接骨痂和封闭骨痂。在血肿机化之前,来自骨外膜的成骨细胞绕过血肿,沿其外围与骨折线两端的外骨痂相连的骨痂称为桥梁骨痂。随着血肿的机化,纤维组织经软骨骨化,使内、外骨痂彼此相连,称为连接骨痂。大约在 2 周内,填充于髓腔损伤区的成纤维细胞样肉芽组织逐渐转化为海绵质骨,由海绵质骨形成的新骨从骨折两端横过髓腔,称为封闭骨痂。

4.骨痂改建或再塑

骨痂形成后,由于编织骨结构不够致密,骨小梁排列紊乱,尚达不到骨活动时应承受应力载荷的功能需要。因此,编织骨需要进一步通过改建成为成熟的板层骨,恢复密质骨和髓腔的正常关系及骨小梁正常的排列结构。改建是在破骨细胞进行骨质吸收及成骨细胞进行新骨质形成的协调作用下完成的。骨的塑形在愈合过程中已经开始,而且在骨折愈合后仍将持续一段较长的时间。骨折初期,骨的塑形较快,当骨折牢固愈合后则逐渐变慢。要完全使骨折愈合局部塑造结实、髓腔再通、骨髓组织恢复、骨折线消失,以至恢复到骨折前的正常结构状态,常常需几个月至几年的塑形期。

(二)影响骨折愈合的因素

1.全身因素

影响骨折愈合过程的全身因素中,以年龄、营养因素最为常见。另外,骨软骨病、糖尿病、维生素 C 缺乏症、梅毒、老年性骨质疏松症等也会影响到骨折的愈合。

2.局部因素

(1)局部血液供应。骨折愈合最根本的影响因素是局部的血液供应。一切可以影响到局部血液供应的因素,都会直接影响骨折的愈合。

(2)局部损伤程度。局部损伤严重的骨折,其周围软组织的损伤也往往较重,导致骨折断端血供较差,会加重骨折断端的坏死程度。另外,较重的局部创伤性炎症反应也会延缓骨折的愈合。

(3)骨折断端及时、正确的复位。完全性骨折由于肌肉的收缩,常常发生断端错位或周围组织、异物的嵌塞,导致骨折愈合延迟或不能愈合。因此,及时、正确的断端复位是骨折完全愈合的必要条件。

(4)骨折断端及时、牢靠的固定。即使骨折断端已经复位,肌肉活动仍可使其再次错位,因此,复位后及时、牢靠的固定(如打石膏、小夹板或髓内钉内固定术)尤为重要。骨折端的可靠固定,可使骨折处在愈合过程中保持在良好的功能位置上,固定时间一般要维持到骨性骨痂形成为宜。

(5)感染。感染是影响骨折断端正常愈合的重要因素。感染引起的局部炎症反应会加重骨折断端的坏死程度,干扰骨折的正常愈合过程,导致骨折延迟愈合或不愈合。

(6)功能锻炼时限。骨折患者应早日开始全身和局部有效的功能锻炼,保持骨折局部良好的血液供应,促进骨折的愈合。因为骨折复位、固定后长期卧床及活动减少,容易导致局部血供不良、骨及肌肉的失用性萎缩、关节强直等不良后果。因此,在不影响局部固定情况下,应尽早开始功能锻炼。

另外,部分骨折愈合障碍者,有时局部新骨形成过多,形成赘生骨痂,导致骨折愈合后局部有明显的骨变形。有时纤维性骨痂不能正常转化为骨性骨痂并出现裂隙,骨折断端仍存在异常活动,导致假关节形成,这些都会影响到骨折局部的正常功能。

3.影响骨折的分子生物学因素

骨折愈合是一个复杂的生物学过程,可以受多种因素影响。除了既往的一些物理、营养、生物、化学、药物等因素外,近年来,随着分子生物学技术的发展,有学者发现人体内多种蛋白质分子或多肽信号分子可以调节骨折的愈合过程。

(1)骨引导与骨诱导。骨引导是指应用某种骨引导性支撑材料,使新生的毛细血管芽、血管周围组织及骨细胞在骨折部位增生、分化,促进骨的形成。最常用的引导骨再生的物质包括羟基磷灰石、生物陶瓷等。骨诱导是利用某种物质诱导未分化的血管周围间充质细胞分化成骨原细胞而形成新骨。目前研究最多的骨形态发生蛋白质(bone morphogenetic protein,BMP)已部分用于临床,它可以促进骨折愈合或骨缺损的修复及骨移植术融合。骨引导性物质在骨骼以外的区域不能成骨,但是骨诱导则不同,它在骨骼以外组织中也有诱导成骨作用。

(2)细胞因子与多肽信号分子。研究发现,影响骨折愈合的蛋白质主要有两类。第一类是多肽信号分子,一般是指生长因子,包括转化生长因子-β、成纤维细胞生长因子、血小板生长因子及胰岛素样生长因子;第二类即免疫调节性细胞因子,主要包括白细胞介素-1、白细胞介素-6 和肿瘤坏死因子。

(三)病理性骨折

病理性骨折是指已有病变的骨在通常不足以引起骨折的外力作用下发生的骨折,或没有任何外力而发生的自发性骨折。临床常见的病理性骨折的原因如下。

1.骨的原发性或转移性肿瘤

骨肿瘤是病理性骨折最常见的原因,易导致病理性骨折的原发性骨肿瘤常见的有多发性骨髓瘤、骨巨细胞瘤及骨肉瘤等;转移性骨肿瘤常见的有转移性肾癌、乳腺癌、肺癌、甲状腺癌及神经母细胞瘤等。

2.骨质疏松

骨质疏松也是引起病理性骨折的常见原因之一。老年、各种营养不良或内分泌等因素均可引起全身性骨质疏松,表现为骨皮质萎缩变薄,骨小梁变细、数量减少,骨的载荷能力和接受应力的能力下降。另外,肢体瘫痪、骨折后局部长期固定或久病卧床等,也可引起局部废用性骨质疏松。

3.内分泌紊乱

内分泌紊乱(由甲状旁腺腺瘤或增生引起的甲状旁腺功能亢进)可导致骨的脱钙及大量破骨细胞堆积,骨小梁被纤维组织取代,使骨的质量下降。

4.骨的发育障碍

骨的发育障碍,如成骨不全。

二、关节软骨的损伤修复

软骨的再生起始于软骨膜的增生。这些增生的稚细胞形似成纤维细胞,之后逐渐变为软骨母细胞,软骨母细胞分泌软骨基质,细胞被埋在软骨陷窝内变为静止的软骨细胞。一般认为成熟的软骨细胞在损伤后不能再生,因此,其修复能力有限。

(一)关节软骨的损伤修复

1.关节软骨的自我修复

未穿透全层的软骨损伤,由周围软骨细胞分泌基质和纤维化愈合,但修复过程极为缓慢,不能达到软骨面平整的结果。伤至全层和软骨下骨的软骨损伤由纤维样软骨愈合,即由纤维结缔组织变为纤维软骨,有的最终也可变为透明软骨。

2.关节软骨的手术修复

(1)软骨下骨钻孔修复软骨缺损:依据前述,全层软骨和软骨下骨损伤有一定的修复能力,将部分软骨损伤钻孔至软骨下骨,以期利用松质骨中具有成骨能力的间充质干细胞所分泌的类透明软骨来修复局部软骨缺损。但成骨干细胞数目不足以充填缺损部位,修复过程太慢导致纤维化等因素,易导致修复失败,该术式实际的修复率仅为 $10\% \sim 20\%$。

(2)软骨移植术:自体软骨移植近、远期的效果都是可行的,但由于来源有限而不能满足临床实际需要。有学者以软骨为弱抗原,细胞被包在基质中并不与宿主淋巴细胞和抗体接触为依据,开展异体软骨移植术,但由于免疫排斥反应,术后远期可能会发生局部退变。

(3)骨膜及软骨膜移植术:有研究证实,骨膜成骨性细胞依据其所处环境不同,具有成骨及成软骨双重潜能。关节内是乏血管区、滑液氧张力低以及不断的负重和活动等因素均有利于骨膜成骨性细胞成软骨过程。另外,骨膜移植后Ⅱ型胶原与蛋白多糖含量逐渐上升,其成分随时间推移逐渐接近正常透明软骨。因此,临床已经尝试将骨膜移植用于临床修复软骨损伤。

(4)自体软骨细胞移植:20 世纪 60 年代中期开始的关节软骨分离和体外培养为软骨修复提供了新的方法——软骨细胞移植术。Peterson 于 1984 年成功地移植了动物软骨细胞,为自体软骨细胞移植修复软骨损伤奠定了理论基础。

(二)影响关节软骨修复的因素

1.缺乏血供

成熟的软骨组织由于缺乏血供,使得损伤的软骨组织不能有效诱导纤维蛋白凝块形成,也不能引导炎性细胞和未分化细胞从血管迁移到组织损伤部位,导致软骨修复受到影响。而关节部位带血管的组织,如骨、肌腱、韧带、关节囊及膝半月板外周 1/3,损伤修复要比无血管组织的成熟软骨有效。

2.缺乏未分化细胞

软骨组织缺乏能迁移、增殖并参与修复的未分化细胞,是影响软骨损伤修复的另一重要原因。因为在软骨生长过程中,软骨细胞迅速增殖并沉积于基质,并且随着年龄的增长,软骨细胞的分裂速度下降,在正常成熟的关节软骨中很少有软骨细胞有丝分裂的征象。即便有一些软骨细胞增生,但也很有限,更没有证据显示这些细胞能穿过致密的胶原——蛋白多糖基质到达损伤或退变组织部位。

第六节 肌肉、神经的构造和生理

一、骨骼肌的构造与功能

全身骨骼肌有 600 多块,约占体重的 40%,分布于头、颈、躯干和四肢。骨骼肌多附着于骨,与其辅助装置共同组成身体的运动系统。

(一)肌的结构

肌由肌腹和肌腱两部分构成。肌腹位于肌的中部,由肌纤维(又称肌细胞)组成,是肌的主体部分,具有收缩功能。整块肌的外面由结缔组织肌外膜所包裹,肌外膜发出的纤维隔伸入肌腹,将肌腹分隔并包裹成若干肌束,包裹肌束的结缔组织称为肌束膜。神经、血管和淋巴管随着结缔组织深入肌纤维之间,肌外膜和肌束膜向两端融合于肌腱。肌腱位于肌的端侧,一端附着于骨,而另一端连接肌腹。肌腱主要由胶原纤维束构成,色白而坚韧,肌腱虽无收缩功能,但可抵抗较大的张力。阔肌的肌腹和肌腱都呈膜状,故其肌腱称为腱膜。

(二)肌的形态

肌的形态各异,根据其形态大致可分为长肌、短肌、阔肌、轮匝肌四种基本类型。此外,根据肌的长轴与肌束方向的不同可分为以下几种。①与肌束方向平行的梭形肌和菱形肌;②半羽状排列的半膜肌、指伸肌;③羽状排列的股直肌;④多羽状排列的三角肌、肩胛下肌;⑤放射状排列的斜方肌等。

(三)肌的辅助装置

肌的辅助装置包括筋膜、滑膜囊和腱鞘等。这些辅助装置具有保持肌肉位置、协助肌肉运动、减少运动摩擦等功能。

1.筋膜

筋膜又分为浅筋膜和深筋膜。浅筋膜位于真皮之下,由疏松结缔组织构成,内含浅动脉、浅静脉、淋巴结和淋巴管等结构,浅筋膜对以上组织结构具有一定的保护作用。深筋膜位于浅筋膜的深面,由致密结缔组织构成,深筋膜包裹肌肉、深部血管神经束和内脏器官等结构。

2.滑膜囊

滑膜囊位于肌腱与骨面之间,为结缔组织的薄壁小囊,内含滑液。滑膜囊大多独立、封闭,但也有滑膜囊与邻近的关节腔相通。滑膜囊的主要功能是减少肌腱与骨面之间的摩擦。

3.腱鞘

腱鞘是包绕在肌腱外的鞘管,多位于活动性较大的腕、踝、手指和足趾等处。腱鞘由纤维层与滑膜层两部分构成,纤维层位于腱鞘外层,有约束肌腱的作用;滑膜层包括包绕肌腱的脏层和紧贴纤维层内面的壁层,两层之间含有少量滑液,肌腱可以在鞘内自由滑动。

(四)骨骼肌的作用

骨骼肌在骨与关节的协同下,通过骨骼肌的收缩和舒张完成各种躯体运动,其基本运动形式包括以下 3 种。①平衡杠杆运动,如仰头和低头时,寰枕关节的运动;②省力杠杆运动,如起步抬足跟时,踝关节的运动;③速度杠杆运动,如举重物时,肘关节的运动。

二、神经组织的构造与功能

神经系统是人体结构和功能最复杂的部分,可分为中枢神经系统和周围神经系统。中枢神经系统包括脑和脊髓,周围神经系统包括脑神经和脊神经。周围神经又根据其分布部位的不同分为躯体神经和内脏神经。在周围神经系统中,躯体神经和内脏神经都有感觉和运动纤维成分,分别称为感觉神经和运动神经。神经系统的基本组织是由神经元和神经胶质细胞构成的神经组织。

(一)神经元

神经元又称神经细胞,是神经系统结构和功能的基本单位。人体内有数以亿计的神经元,其作用是接受外界刺激和传导神经冲动。神经元是带有突起的细胞,由细胞体和细胞突起构成。细胞体发出的突起包括轴突和树突,轴突较长,通常只有一条,但可以发出侧支,其功能是把神经冲动从轴突起始部传向其末端;树突往往有多个,主要用来接受其他神经元或感受器的传入信息。细胞体和细胞突起之间的物质交换称为轴浆运输,如果神经元细胞体受损,轴突就会溃变或凋亡。

(二)突触

突触是两个神经元之间或神经元与效应器细胞之间相互接触,并借以传递信息的结构。大部分突触形式是一个神经元的轴突末梢与另一个神经元的树突或胞体接触,称为轴-树或轴-体突触;也有轴-轴、树-树或体-体突触形式存在。体内大多数突触为化学突触,少数为电突触。

(三)神经胶质细胞

中枢神经系统中,神经胶质细胞包括以下几种。①星形胶质细胞,是最大的胶质细胞,其数量繁多,对神经元起支持、调节、营养和引导等作用;②少突胶质细胞,是中枢神经系统内有髓神经纤维的髓鞘细胞;③小胶质细胞,为可吞噬自然退变残余物的神经胶质细胞;④室管膜细胞,位于脑室系统表面,参与脑脊液与神经组织之间的物质交换。

周围神经系统中,神经胶质细胞包括以下2种。①施万细胞,又称神经膜细胞,是包绕外周神经并形成轴突髓鞘的神经胶质细胞,起绝缘、支持、营养等作用;②卫星细胞,可为周围神经系统的神经元提供物理支持。

(四)周围神经系统

周围神经系统中的神经元轴突聚集成束,以周围神经的形式分布于全身的各个器官及组织间隙。一条神经常常由多条神经纤维束所组成,而每个神经纤维束又包含若干条神经纤维在内。每条神经纤维表面的薄层结缔组织称为神经内膜,包绕在每条神经束外的薄层结缔组织称为神经束膜,而包裹在一条神经表面的结缔组织称为神经外膜,在这些结缔组织中都存在小血管和淋巴管结构。

1.神经纤维

神经纤维由神经元的长轴突及包绕它的神经胶质细胞构成,因神经元的突起细长如纤维,故称为神经纤维。根据神经胶质细胞是否在神经元突起周围形成髓鞘,将其分为有髓神经纤维和无髓神经纤维两大类。

(1)有髓神经纤维:神经元轴突被周围的施万细胞细胞膜反复缠绕形成多层膜的髓鞘结构,髓鞘呈长卷筒状,一个接一个套在轴突外面。髓鞘之间形成不完全连接、局部狭窄且轴膜部分裸露,称为郎飞结。相邻两个郎飞结之间的一段神经纤维称为结间体。

(2)无髓神经纤维:神经元轴突周围被施万细胞的细胞质和细胞核所在部分连续包绕,其外并不形成髓鞘包裹,故无郎飞结。往往多条轴突被包绕在一个施万细胞内。

2.神经末梢

神经末梢是周围神经纤维的终末部分,按功能可分为感觉神经末梢和运动神经末梢两类。

(1)感觉神经末梢:是感觉神经元周围突的末端,通常和周围组织共同构成感受器。常见的感受器形式如下。①游离神经末梢:由较细的有髓或无髓神经纤维的终末部分反复分支而成。②触觉小体:分布在皮肤的真皮乳头处,以手指掌侧皮肤内最为多见。③环层小体:广泛分布在皮下组织、腹膜、肠系膜、韧带和关节囊等处。④肌梭:是分布在骨骼肌内的梭形感受器。

(2)运动神经末梢:是运动神经元的轴突在肌组织和腺体的终末结构,支配肌纤维的收缩,调节腺细胞的分泌,可分为躯体运动神经末梢和内脏运动神经末梢两类。

躯体运动神经末梢分布于骨骼肌,位于脊髓前角或脑干的运动神经元胞体发出的长轴突,在抵达骨骼肌时失去髓鞘,其轴突反复分支并形成葡萄状终末,与骨骼肌纤维之间建立突触连接,此连接区域称运动终板或神经肌连接。

内脏运动神经末梢主要分布于心肌、内脏及血管的平滑肌和腺体等处。

3.神经节

在周围神经系统中,若干神经元胞体聚集在一起构成周围神经节。周围神经节依据其所在部位和功能不同分为脑神经节、脊神经节和内脏神经节。

4.周围神经再生

神经损伤导致神经纤维与胞体离断后数小时即发生神经纤维的溃变,具体表现为轴突和髓鞘及末梢部分出现膨胀,继而崩裂、溃解成小滴状碎片。神经元的胞体肿胀,细胞核从中央移到胞体边缘,胞质内尼氏体明显减少,胞质着色变浅。

周围神经损伤后2~3周,神经纤维的再生过程开始。神经元胞体中的尼氏体逐渐恢复正常形态,细胞核回到中央,胞体不断合成新的蛋白质及其他产物输向轴突,使残留的近侧段轴突末端向远侧生出数条轴突幼芽。轴突再生幼芽部分穿过神经纤维断裂处的施万细胞桥,并沿着施万细胞形成的基膜管向远侧生长。当其中一支轴突幼芽不断生长到达原来神经纤维末梢所分布的组织器官,并且轴突幼芽继续增粗,髓鞘也逐渐形成,神经纤维的功能逐渐恢复,则神经纤维的再生过程完成。其余的再生轴突幼芽分支退化或消失,但也有部分幼芽会进入神经的结缔组织内,形成神经瘤。

第七节　骨科生物力学研究

一、生物力学的基本概念

生物力学是生命科学和力学的交叉学科,是采用力学的基本原理研究生命现象及其规律的一门科学。在骨科领域中,应用生物力学的概念和原理解释人体力学现象,将有助于骨科医师更好地理解和治疗肌肉骨骼系统的疾病。因此,生物力学是现代骨科医师必备的科学基础。

(一)骨生物力学的基本元素

1.应力和应变的概念

应力和应变是生物力学中两个最基本的元素,这两个元素体现的是骨骼受力后骨的内部效应。当外力作用于骨时,骨以形变来产生内部的反作用力抗衡外力,这种反作用力叫作骨的应力;骨的形变会一直持续到骨内部分子产生的反作用力可以抵抗外力,这时骨的变形停止。骨的这种在结构上的改变称为应变,它可以用骨缩短或延伸的长度与其初始长度的比值来表示。

2.应力-应变曲线

应力-应变曲线可以反映应力与应变之间的关系,该曲线分为弹性变形区和塑性变形区两部分。弹性变形区和塑性变形区之间的临界点称为屈服点,屈服点以后的塑性区提示骨的结构已经出现损坏或永久性变形,即变形后外力撤销不能恢复原来形状,也意味着当外作用力超过一定数值时,骨会发生断裂,即骨折。

(二)骨生物力学的基本特性

1.骨的材料特性

皮质骨是一种黏弹性材料,其形变不仅依赖于力的加载速率,而且与力加载持续的时间有关。另外,皮质骨还是一种各向异性材料,其力学特性完全依赖于其显微结构的定向排列。松质骨与皮质骨不同,它与工程上的多孔材料类似。对于骨组织来说,骨的强度还取决于骨的有机成分(骨胶原纤维的数量)及骨的无机成分(骨矿化的程度),其有机成分主要使骨质具有韧性,而无机成分使骨质坚硬。骨的强度与骨的胶原纤维结构数量及骨的矿化程度成正比。

2.骨的结构特性

当材料的质和量相同,而几何分布不同时,材料的强度也会有明显的差别。正常骨组织中,胶原纤维的定向排列可影响皮质骨的强度,如胶原纤维平行排列的板层骨强度高于胶原纤维随机排列的编织骨。另外,胶原纤维的优势排列方向也可影响骨组织抵御特定载荷的能力。松质骨骨小梁的各向异性特性主要由其排列方向决定,而皮质骨的各向异性特性主要由骨单位的方向决定,骨单位的方向通常与骨纵轴平行。

(三)骨生物力学的基本试验

1.拉伸试验

拉伸试验一般要求测试的骨样本具有较大的体积。测试时要将骨的两头固定牢固,以保证测试结果可靠。

2.弯曲试验

弯曲试验在对骨干骨密质的力学性能测定中被大量采用。

3.压力试验

压力试验常用于骨松质的力学特性测试。

4.剪切试验

剪切试验一般用于骨皮质样本(厚度为 5~10 mm 的骨密质)测试。

5.扭转试验

扭转试验主要用于测试管状长骨的抗扭转力。

6.超声波试验

超声波试验测量松质骨的弹性模量比密质骨更有效,而且能对骨样本进行多次重复测试。

7.声导显微镜

声导显微镜可用来测量骨组织对声的传导反射率,反映骨的材料力学特性。

8.疲劳试验

抗疲劳能力是骨的力学质量的一个重要标志,压力、拉伸、弯曲和扭转试验都可用来对骨材料进行疲劳试验。

9.拉拔试验和转力距试验

拉拔试验可测量骨质疏松等生物材料之间结构的稳固程度;转力距试验可用来测试固定或松起螺钉时的转力距大小。

二、骨和关节软骨生物力学的特性

(一)骨组织的力学特性

1.各向异性

由于骨是由中间多孔介质的夹层材料构成,这种材料是各向异性体,因此,骨的不同方向的力学性质不同。

2.弹性和坚固性

骨胶原是骨的主要有机成分,骨胶原在骨内以网状结构排列,使骨具有良好的弹性。而骨的无机成分散布于有机物的网状结构中,使骨具有一定的坚固性。骨的弹性和坚固性使其能承受各种形式的应力。

3.耐冲击力和持续力差

骨在载荷时,外作用力在骨中所引起的张力分布虽然一样,但效果不一样。当作用力和张力两者相等时,冲击力在骨中所引起的变化较大。

4.骨对应力的适应性

在骨能承受负荷的限度内,应力值决定成人骨对生理应力的反应。一般情况下两者处于平衡状态,当应力越大,骨的增生和密度增厚越强,这一特征也解释了骨质增生、畸形矫正的发生原理。

5.应力对密质骨的影响

骨孔的多少决定了骨的密度,密质骨具有很高的刚性,这是因为密质骨的多孔性程度为5%～30%,而松质骨为30%～90%。骨在不同类型负荷的作用下会产生拉伸、压缩、弯曲、旋转和压力联合弯曲5种基本类型的骨折。在高能量负荷的作用下,由于骨的应变率很快,会引起严重粉碎性骨折。

6.应力对松质骨的影响

松质骨有很多小孔,因此它的应力-应变特征与多孔状工程材料相似。拉力试验表明,松质骨的拉力强度和压力强度大约相等,松质骨在屈服点之后,骨小梁进行性断裂,使拉力负荷很快减低。尽管松质骨的拉力强度和模量与压力强度和模量是相似的,但松质骨在拉力负荷下的能量吸收能力明显降低。

(二)关节软骨的生物力学

1.软骨的负荷变形

关节软骨的特殊结构使其具有独特的力学特征。主要表现为各向异性、非均匀、黏弹性和渗透性等。当关节软骨受到载荷时,会瞬间适应性变形,当载荷去除即恢复其原有的厚度。但如果载荷是被缓慢地施加于软骨,当载荷消除后,则需要有充分的时间才能使组织恢复原来状态。关节软骨内液体渗透存在两种力学形式:一种是顺压力梯度,即让软骨浅层的压力大于深层,从而使液体通过多孔的固体基质;另一种是通过挤压多孔基质使软骨基质变形,从而实现软骨内液体流动。另外,关节软骨还具有机械反馈调节功能,这个调节系统与正常组织的营养需要,关节的润滑、承载能力和软组织的磨损程度等有着密切关系。

2.软骨的张力特性

软骨的胶原纤维及其排列是软骨具有张力性的主要因素。当张力载荷与关节软骨面相平行时,软骨的硬度和强度与顺张力方向排列的胶原纤维范围密切相关。

3.关节内应力分布

传递载荷是软骨组织的主要功能,除此之外,软骨还可以扩大关节受力面,降低骨与骨之间的接触压力,起到缓冲减震的作用。

4.关节软骨的黏弹性

蛋白多糖能够调节软骨基质中水的流动,胶原是基质内张力的根源,这两者在软骨承受载荷过程中起着重要的作用。关节软骨变形与承受外力的速度相关,即挤压越快,水分越难流出。这是因为在快速增加载荷与去除载荷的情况下,水分来不及被挤出,使软骨组织体现一定的弹性。当缓慢施压时,软骨组织变形将随时间持续加重,水分容易完全流出。软骨这种有赖于应变率的形变叫作黏弹性。

5.关节软骨的磨损力学

关节软骨的磨损分两个部分,即两个承担载荷的面之间相互作用引起的界面磨损和接触体变形引起的疲劳性磨损。

虽然关节软骨有一定的对抗断裂力,但是长期的、反复的正常负荷也能造成关节软骨磨损。持续负荷下软骨面的超微结构易受到损害,致使软骨表面层变软,渗透压增加,液膜中的液体通过软骨而漏泄,从而增加了不光滑的软骨面紧密接触的机会,进一步加剧了磨损过程和程度。关节软骨受挤压的同时,组织中的水分大量外流,发生压力性变形。长期反复的负重,会导致软骨细胞坏死,使关节软骨发生退变。承受周期性张力和压力时,胶原网状结构有可能断裂。

疲劳磨损是由软骨组织的反复变形、显微损伤的积累所致。反复对胶原蛋白与蛋白多糖基质施加不大的应力可引起以下几种成分的破坏。①胶原纤维;②蛋白多糖大分子;③纤维和原纤维基质之间的界面。胶原纤维支架受拉断裂被认为是软骨疲劳磨损的最普遍的原因。

6.关节软骨的润滑作用

两个承担载荷的面之间作相对运动时,受到相互滑动的润滑剂分子的保护,防止因表面不光滑而发生粘连和研磨,称为界面润滑。它是通过糖蛋白化学作用吸附在关节面上,与另一对应面相互滑动时,可降低软骨间的摩擦。

如果承担载荷面之间作相互垂直运动,液体就会从两个承担载荷面之间的间隙中被挤出来,这种润滑机制是自身压迫的流体静力现象,又叫作流体润滑。当关节旋转而承担载荷区越过关节面,可使液体从承担载荷区前下方的关节软骨中渗出。一旦峰应力过去后,液体即开始回吸收,为下一次活动周期做好准备。这种通过软骨基质的液体加压循环也有助于软骨细胞营养,可以将营养物质从关节腔的润滑液中带入软骨细胞。在载荷量较低,且接触面的相对运动速度较高时,关节可能采用液膜润滑。在液膜润滑时,一层较厚的润滑剂膜使两个承担载荷面之间产生间隙,避免了直接接触,这层液膜可支持承载面上的负荷。另外,尚存在流体静力润滑、流体动力润滑,不过在软骨的润滑作用中还是以界面润滑为主。

第二章

骨科常用治疗技术

第一节　骨折手法复位技术

一、骨折的整复原则

骨折整复是骨折手法治疗的首要步骤,应按骨折移位的反过程操作,需要综合复位与分解复位辨证施用,整复与固定相结合才能取得良好治疗结果。

(一)骨折整复是骨折移位的反过程

肢体骨折后,因外力的作用和骨折断端肌肉的牵拉,使骨折发生移位,在骨折断端间产生各种畸形。因此,在骨折整复前,必须首先了解外力的性质、大小、方向,局部软组织损伤程度及肌肉对骨折段的牵拉作用,弄清骨折移位时所经过的途径。然后再选择合适的手法,将移位的骨折断端沿着与移位方向相反的途径倒退回原位,骨折即可得到整复。

(二)综合复位与分解复位辨证施用

骨折后,断端之间可发生重叠、旋转、成角和侧方移位。如果能采用综合手法将整复不同移位的力量综合在一起,一次整复成功,就是综合复位。例如,桡骨远端粉碎骨折但关节面完整者,采用"牵抖"复位法,整复儿童内收型尺骨上1/3骨折合并桡骨头脱位的"拳击"法等都属于综合复位。如果不可能一次整复者,需先矫正旋转及重叠移位,再矫正成角及侧方移位,然后舒理肌腱、韧带等软组织使之归复原位,这就是分解复位。例如,桡骨下端粉碎骨折波及关节面者,就使用分解复位。

(三)整复与固定相结合

整复与固定相结合是指整复中有固定,固定后还可再整复。一次不能整复时,可分期整复、分段整复,如三踝骨折就是先整复内、外踝,然后再整复后踝。也有的骨折是先固定再整复,如儿童尺、桡骨青枝骨折,就是先将骨折处固定好以后再进行整复。这种先后交替的操作方法可以把整复与固定密切结合起来。

二、骨折的整复标准

整复是治疗骨折的首要步骤,骨折端对位越好,固定就越稳定,患者就可以尽早进行功能锻炼。因此,每例骨折患者进行整复时都应争取达到解剖或近解剖复位。

对某些患者,应根据其年龄、职业及骨折部位不同,至少须做到功能复位。所谓功能复位即骨折整复后,重叠、旋转或成角等移位所致畸形基本得到矫正,肢体力线正常,长短相等,骨折愈合后肢体功能可满足患者在生产和生活上的需要。儿童骨折后因其骨骼有很大的塑形改造能力,整复时只要注意肢体外形不遗留旋转及严重的成角畸形,轻度的重叠及侧方移位在发育过程中可以自行矫正,但与关节活动方向垂直的成角(如肘内翻畸形)必须在复位时完全矫正。

三、麻醉选择

麻醉可以消除疼痛、解除肌痉挛、便于复位,同时可以避免疼痛刺激引起的不良后果,特别适用于年老体弱或无法配合的伤者,最好用神经阻滞麻醉或全身麻醉。麻醉完成后可将患肢置于肌肉松弛状态,以减少软组织对骨折段的牵拉,有利于复位。

四、X线检查

整复前,要常规拍摄正、侧位X线片,必要时拍摄特殊体位X线片,以观察骨折的部位、类型和断端的移位情况。整复后拍摄正、侧位X线片观察整复效果并进行必要的调整,有时还需要在X线下施行整复。

五、整复方案及整复手法

(一)整复方案

骨折整复是集体的协同操作,需在瞬间完成。因此,整复前必须制订一个较成熟的整复方案,一般包括以下几项:明确受伤史和骨折移位情况;严格选择适应证;确定复位者和助手;选用适当麻醉药物和方式;确定整复步骤和方法;挑选好固定工具。

(二)整复手法

正骨手法在骨伤科尤其是中医学骨伤治疗中占有重要地位,是骨伤科四大治疗方法(整复、固定、药物和功能锻炼)之一,具有方法简便、疗效显著等特点。目前,中医骨伤、中西医结合骨伤科学中,常用的正骨手法有八种,即正骨八法:手摸心会、拔伸牵引、旋转屈伸、提按端挤、摇摆触碰、夹挤分骨、折顶回旋和按摩推拿。

六、正骨八法操作应用

(一)手摸心会

手摸心会是指骨折整复前,医师用手触摸骨折部位,要求手法先轻后重、由浅入深、从远到近、两头相对,了解骨折端在肢体内移位的方位,结合X线片所显示骨折端移位情况,在脑海中建立一个骨折移位的立体形象,以达到良好的治疗效果。

(二)拔伸牵引

拔伸牵引主要是克服肌肉拮抗力,矫正患肢短缩移位,恢复肢体长度。按照"欲合先离,离而复合"的原则,先沿肢体的纵轴,顺畸形作对抗牵引,再按整复的步骤改变肢体的方向,持续牵引。所施牵引力量的大小须以患者肌肉强度为依据,轻重适宜,持续稳妥进行。但有些长管状骨骨折,虽周围肌肉发达,但若用力过大,常易使断端分离,以致造成骨折延迟愈合或不愈合(图2-1)。

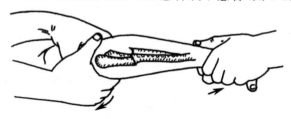

图2-1 拔伸牵引

(三)旋转屈伸

旋转屈伸主要矫正骨折断端的旋转及成角畸形,这种手法弥补了单纯拔伸牵引手法的不足。骨折、脱位有旋转畸形时,可由术者手握其远段,在拔伸牵引下围绕肢体纵轴旋转,直到恢复骨折的正常生理轴线。整复过程需要屈伸时,医师应一手固定骨折、脱位近端,另一手握其远段沿冠状面屈伸肢体,以整复骨折脱位。如伸直型肱骨髁上骨折,整复时应首先纠正骨折的旋转畸形,再于牵引下屈曲肘关节,才可使骨折远端与近端会合,对多轴性关节附件的骨折也是如此。内收型肱骨外科颈骨折复位时,宜先在内收、内旋位牵引,而后外展,再前屈、上举过头,最后内旋扣紧骨折面,把上举的肢体慢慢放下来。总之,骨折断端的重叠、旋转、成角及侧方移位通常是同时存在的,采用拔伸牵引与旋转屈伸手法相结合,才可使远、近骨折端轴线一致,重叠移位畸形得到纠正(图2-2)。

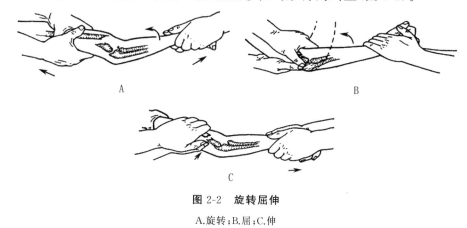

图 2-2　旋转屈伸

A.旋转;B.屈;C.伸

(四)提按端挤

提按端挤主要用于纠正骨折侧方移位。侧方移位可分为前后侧(上下侧或掌背侧)移位和内外侧(左右侧)移位。实施手法时,医师以掌、指分别置于骨折断端的前后或左右,逆骨折断端移位方向用力夹挤,迫使骨折复位。对于骨折前后侧移位者用提按手法,医师以双手拇指按于突起的骨折一端向下用力,其余四指提下陷的骨折另一端向上用力,使骨折两端对合。对骨折内外侧移位者用端挤手法,医师以一手固定骨折近端,另一手握住骨折远端,用四指向医师方向用力谓之端,用拇指反向用力谓之挤,将向外突出的骨折端向内挤迫。此法要求施术者实施手法时用力要适当,方向要正确,医师手指与患者皮肤紧密接触,应避免损伤皮肤(图2-3)。

(五)摇摆触碰

这种手法主要适用于横形及锯齿型骨折。经过上述手法后,骨折基本复位,但是横形、锯齿型骨折其断端间可能仍有间隙。为了使骨折端紧密接触,增加稳定性,医师可用双手固定骨折部,由助手在稳定维持牵引的情况下左右或前后方向轻轻摇摆骨折远段,直到骨折断端间的骨擦音逐渐变小或消失。触碰手法一般用于横形骨折,在骨折整复及夹板固定患肢后,医师可用一手固定骨折肢体近端,另一手轻轻叩击肢体远端,使骨折断端紧密嵌插,增加稳定性,如肱骨干骨折就可以施行这类手法(图2-4)。

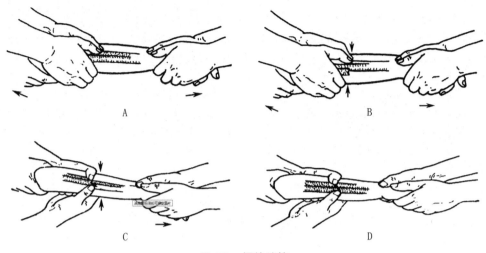

图 2-3　提按端挤

A.提；B.按；C.端；D.挤

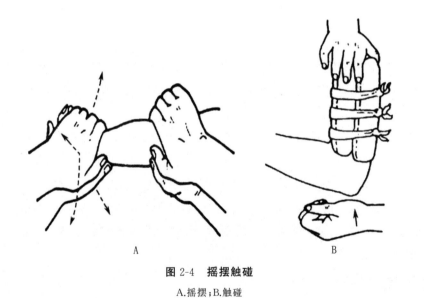

图 2-4　摇摆触碰

A.摇摆；B.触碰

(六)夹挤分骨

此手法适用于矫正两骨并列部位骨折的侧方移位。胫腓骨、尺桡骨、掌骨干或跖骨干之间有骨间膜或骨间肌附着,发生骨折后,骨折段因受骨间膜或骨间肌的牵拉而相互靠拢,形成侧方移位。整复骨折时,医师以双手拇指及示、中、环三指分别由骨折部的掌背侧或前后侧对向夹挤两骨间隙,使骨间膜紧张,靠拢的骨折端分开,远近骨折段恢复相对稳定(图 2-5)。

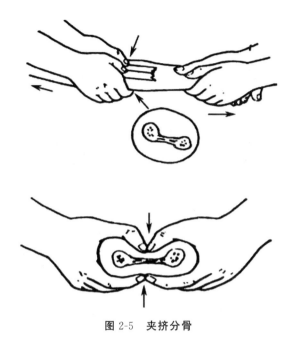

图 2-5　夹挤分骨

(七)折顶回旋

肌肉发达的患者发生横形或锯齿型骨折后,单靠牵引力量常不能完全矫正其重叠移位,可实施折顶法。操作时,医师双手拇指抵于突出的骨折一端,其他四指则重叠环抱于下陷的骨折另一端,在牵引下医师的双手拇指用力向下按压突出的骨折端,加大骨折成角畸形,依靠拇指的感觉,估计骨折的远近端骨皮质已经相抵时骤然反折。反折时,环抱于骨折另一端的四指将下陷的骨折端猛力向上提起,而拇指则持续向下压迫突出的骨折端,这样较容易矫正重叠移位畸形(图 2-6)。

回旋手法多用于矫正背向移位的斜型、螺旋型骨折,或有软组织嵌入的骨折。使用回旋手法时,关键在于必须根据受伤机制及生物力学原理,判断背向移位的途径,向骨折移位的相反方向施术。有软组织嵌入的横形骨折,须加重牵引,按原来骨折移位方向逆向回转,使断端相对,从断端的骨擦音来判断嵌入的软组织是否完全解脱。操作时,医师一定要十分谨慎,依靠双手分别把持两骨折段,使两骨折端骨皮质互相紧贴,以免增加软组织的损伤。若感到回旋有阻力时,应改变方向,使骨折复位。另外,实施此手法时,医师常需告诫助手在解脱嵌入骨折断端的软组织后,应适当放松牵引。

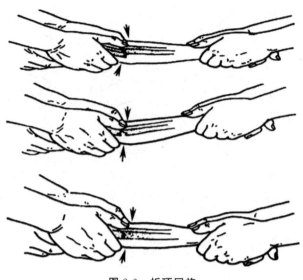

图 2-6　折顶回旋

(八)按摩推拿

本手法适用于骨折复位后使用,起到调理骨折周围软组织的作用,也可使扭转曲折的肌肉、肌腱随着骨折复位而舒展通达,这对关节附近的骨折尤为重要。操作时,手法要轻柔,按照肌肉、肌腱的走行方向由上而下顺骨捋筋,达到散瘀舒筋的目的。

总之,正骨八法在具体应用中应如《医宗金鉴·正骨心法要旨》中所说:"一旦临证,机触于外,巧生于内,手随心转,法从手出。"做到轻、稳、准、巧,这也就是要求医师和助手在手法整复操作过程中要做到精神集中、小心谨慎、配合默契、有备而来、操作准确、用力恰当、果敢敏捷、灵活机动,争取不增加患者痛苦,一次性无创伤正确复位。

第二节　石膏与小夹板固定技术

一、石膏固定技术

粘胶石膏绷带采用优质洁白的天然石膏、无毒的胶质材料及清洁的纱布制成,具有塑性高,少弹性,吸水后能还原成坚硬固体的特点。临床运用粘胶石膏绷带包扎身体的一定部位,达到固定和治疗患部的目的。石膏固定技术广泛应用于骨外科。

（一）适应证

石膏固定的适应证包括以下几点。①骨折和关节损伤的固定;②骨与关节结核、化脓性炎症;③四肢神经、血管、肌腱、骨病手术后的制动;④躯干和肢体矫形手术后的外固定。

（二）禁忌证

石膏固定的禁忌证包括以下几点。①确诊或可疑伤口有厌氧细菌感染者;②进行性浮肿患者;③全身情况恶劣,如休克患者;④严重心、肺、肝、肾等疾病患者、孕妇、进行性腹水患者禁用大型石膏;⑤新生儿、婴幼儿不宜长期进行石膏固定。

（三）优点

石膏固定的优点包括以下几点。①良好的塑形性能;②石膏干固后,十分坚实,固定可靠;③在石膏管型固定中,可通过楔形切开矫正骨折残存的成角畸形。

（四）缺点

石膏固定的缺点包括以下几点。①创伤后肢体的进行性肿胀容易引起压迫而致血液循环障碍,甚至肢体坏死;②肢体肿胀消退后,又因石膏过松而易致骨折再移位;③长期固定可以引起关节僵硬,肌肉萎缩,甚至严重的功能障碍。

（五）石膏固定前准备

石膏固定前准备包括以下几点。①人员安排:小型石膏1～2人,大型石膏如髋人字形石膏不得少于3人。②患者准备:向患者交代石膏固定的注意事项,按需求清洗伤肢。有伤口者先换药,胸腹部石膏固定者,患者不宜空腹或过饱。③石膏及工具准备:根据石膏固定的大小与范围不同,需要准备相应规格与数量的石膏绷带卷,并准备相应的工具,如水桶、棉纸、绷带、石膏刀、石膏剪等。

（六）石膏固定的操作方法

1.体位

一般将患肢置于功能位(或特殊要求体位)。如患者无法持久维持这一体位,则需有相应的器具,如牵引架、石膏床等,或有专人扶持。中立位是患部关节周围组织最松弛的位置,同时骨折也易于复位。各部位进行石膏固定的体位选择如下。

（1）手与腕关节包括以下几种。①拇指对掌位；②其他手指与拇指成对掌位；③整个手的功能位，即掌指关节轻度屈曲，手指分开，各指间关节稍弯曲，拇指内旋正对示指，呈握球姿势；④腕关节背屈 15°～30°，向尺侧偏斜约 10°（在桡骨下端骨折有移位时），如执笔姿势；⑤前臂呈中立位。

（2）其他关节包括以下几种。①肘关节：屈曲 90°，前臂中立位；②肩关节：上臂外展 45°～60°，肩关节前屈 30°，外旋 15°，肘关节屈 90°，前臂轻度旋前，使拇指尖对准患者鼻尖，石膏包扎后称"肩人字形石膏"；③踝关节：足中立位，足背伸 90°与小腿成直角；④膝关节：屈曲 10°～15°，幼童可伸直位；⑤髋关节：根据性别、年龄、职业不同稍有变动，一般外展 15°～20°，屈曲 10°～15°，外旋 5°，石膏包扎后称为"髋人字形石膏"。

2.衬垫

石膏无弹性，不垫以衬垫，就易引起组织压伤。一般而言，石膏覆盖的部位都应覆以衬垫，在骨隆突处和软组织稀少处尤应加厚。常用衬垫有棉织套筒、棉纸、棉絮垫等。石膏的衬垫宜薄，厚的衬垫使抚摸石膏时有较大的扰动，增加了肢体和石膏的磨动可能性，就有抽紧石膏绷带卷之弊，比不加衬垫的石膏更易引起组织压伤。

3.制作石膏条

在包扎石膏绷带时，要先做一石膏条，放在肢体的一定部位，以加强石膏绷带的某些部分。做石膏条的方法是在桌面上或平板上，按所需的长度与宽度，往返折叠石膏绷带 6～8 层，每层石膏绷带间必须抹开，切勿形成皱褶。

4.石膏绷带的用法

将石膏绷带卷平放在 30～40 ℃温水桶内，待气泡出净后取出，以手握其两端，挤去多余水分，即可使用。若为石膏条，则将预先做好的石膏条由两端向中间卷成卷状，平放入水中，将气泡出净，两手握起两端，挤去多余水分，放在平板上，展开平整并用手涂平成条，即可使用。石膏泡水后，应抓紧操作以免石膏干固，影响固定效果。

5.包扎石膏的基本方法

（1）在环绕包扎时，一般由肢体的近心侧向远心侧缠绕，且以滚动的方式进行，不可拉紧绷带，以免造成肢体的血液循环障碍。

（2）每一圈石膏绷带应盖住上一圈石膏绷带的下 1/3，这样才能使整个石膏绷带凝合成一个整体，必须保持石膏绷带平整，勿使其形成皱褶，尤其在第一、第二层更为重要。

（3）由于肢体的粗细不等,当需向上或向下移动绷带时,要提起绷带的松弛部并向肢体的后方折叠,切不可翻转绷带。

（4）操作要迅速、敏捷、准确,两手要互相配合,即一手缠绕石膏绷带,另一手朝相反的方向抹平,使每层石膏紧密贴合,勿留空隙。

（5）石膏的上下边缘及关节部要适当加厚,以加强其坚固性。整个石膏的厚度,以不致折裂为原则,一般为 8～12 层。

（6）将石膏绷带的表层抹光,并按肢体的外形或骨折复位的要求加以塑形。

（7）因石膏易于凝固,必须在凝固前数分钟内完成操作,否则不仅达不到治疗目的,反而易使石膏损坏。

（8）对超过固定范围部分和影响关节活动的部分石膏(不需固定关节者),应加以修削。边缘处如石膏嵌压过紧,可将内层石膏托起,并适当切开。对髋人字形石膏、蛙式石膏,应在会阴部留有较大空隙。

（9）最后用有色笔在石膏显著部位置标记诊断及日期。有创面者应将创面的位置标明,以备开窗。

（七）常用的石膏固定类型

1.管形石膏

管形石膏需要先将待固定的肢体置于功能位,由助手扶持,按规定加垫,必要时先制作石膏托,然后将浸透的石膏绷带由上而下围绕需固定的肢体均匀滚动,绷带边相互重叠 1/3,接触肢体的内层石膏绷带平整,不应有皱褶或绷带间遗留空隙,更不要缠绕过紧,其基本手法在于石膏绷带是粘贴上去的,而不是拉紧了再缠上去(图 2-7、图 2-8)。

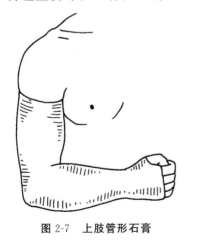

图 2-7 上肢管形石膏

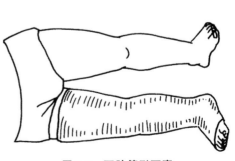

图 2-8 下肢管形石膏

2.石膏夹板

不适宜立即行管形石膏固定的骨与关节损伤和伴有软组织肿胀的患者,或不需要管形石膏固定的患者,如骨折内固定手术后的辅助外固定,可采用石膏夹板。它是将石膏绷带根据需要,定出长短宽窄,在平板上铺开,来回重叠,上肢8~10层,下肢10~12层,然后将石膏绷带从两头叠向中间用水浸泡后,再用手推摸压平,放于置衬垫的肢体的伸面与屈面,然后用绷带固定于功能位置。其优点为发现肢体肿胀可迅速减压,肿胀消失再换管形石膏固定(图2-9)。

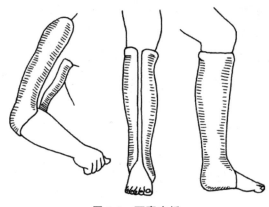

图2-9　石膏夹板

3.石膏托

仅用一页石膏板作临时固定即为石膏托。使用石膏托固定上肢一般在伸面,下肢置于屈面。用石膏托需要包裹肢体圆周2/3才能起到一定的固定作用。石膏托厚度为上肢8~10层,下肢12~14层,方法同石膏夹板(图2-10、图2-11)。

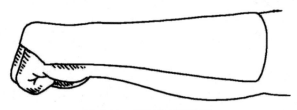

图2-10　前臂背侧石膏托

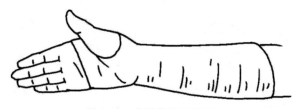

图2-11　前臂掌侧石膏托

4.其他

(1)石膏背心:腹侧从胸骨柄到耻骨联合,背面从肩胛以下到骶骨部,两侧从肩关节以下开始直到骨盆。

(2)蛙式石膏:适用于婴幼儿发育性髋脱位(即先天性髋脱位),施行关节复位术后的外固定。固定时两侧髋关节均外展外旋并屈膝90°。

(3)石膏围领:上托下颌和枕骨隆突,下缘前方至胸骨柄,后到第2~3胸椎,左右到锁骨内1/2。可用于固定颈椎骨折。

(八)石膏固定后处理注意事项

(1)石膏定型后,可用电吹风或其他方法烘干。

(2)在石膏未干以前搬动患者,应注意勿使石膏折断或变形,常用手托起石膏,忌用手指捏压,回病房后必须用软枕将石膏垫好。

(3)抬高患肢,注意有无受压症状,随时观察指(趾)血液循环、皮肤颜色、温度、肿胀、感觉及运动情况。如果有变化,应立即将管形石膏纵形切开。待病情好转后,再用浸湿的纱布绷带自上而下包缠,使绷带与石膏粘在一起,这样可以使石膏干固后不减其固定力。固定后肢体又出现肿胀,可沿开缝隙将纱布绷带剪开,将剖缝扩大,在剖缝中填塞棉花并用纱布绷带包扎。

(4)手术后及有伤口患者,如发现石膏被血或脓液浸透,应及时处理。

(5)注意冷暖,寒冷季节注意外露肢体保温;炎热季节包扎大型石膏患者,要注意通风,防止中暑。

(6)注意保持石膏清洁,勿使尿、便等浸湿污染。翻身或改变体位时,应保护石膏原形,避免折裂变形。

(7)如因肿胀消退或肌肉萎缩致使石膏松动者,应立即更换石膏。

(8)患者未下床前,须帮助其翻身,并指导患者作石膏内的肌肉收缩活动,情况允许时,鼓励患者下床活动。

(9)骨折或因畸形做截骨术的患者,X线复查发现骨折或截骨处对位尚好,但有成角畸形时,可在成角畸形部位的凹面横形切断石膏周径的2/3,以石膏凸面为支点,将肢体的远侧段向凸面方向反折,即可纠正成角畸形。然后用木块或石膏绷带条填塞石膏之裂隙,再以石膏绷带固定。

(九)并发症

1.压迫性溃疡

石膏塑性不好、衬垫选用不当可引起压迫性溃疡,尤以骨隆起部位,如踝、足跟、髂前上棘、骶骨部等处最易发生。故于骨隆起部位行石膏固定时必须加以软垫。

2.缺血性肌挛缩或肢体坏死

石膏过紧可能引起静脉血与淋巴回流受阻,使肢体淤血、肿胀,进而导致血液循环障碍不断加剧。如此恶性循环,若不及时剖开石膏行减压处理,即可产生缺血性肌挛缩或肢体坏死。

3.神经损伤

腓总神经、尺神经、桡神经较易因受压发生损伤,故行石膏固定时,腓骨头、颈部、肘后及后上方均应加以软垫。

4.皮炎

少数患者包石膏后出现过敏性皮炎,表现为发痒、水疱或更严重的变态反应,不宜应用石膏固定。

5.肌肉萎缩和关节僵硬

患肢关节长期制动不能进行功能锻炼,可致肌肉萎缩和关节僵硬。

(十)石膏固定的拆除

如有以下几种情况应立即拆除石膏。①石膏包扎后创口有再出血情形时;②怀疑肢体有厌氧菌感染时;③包扎部位引流不畅时;④末梢血液循环障碍时;⑤躯干石膏固定后有严重的呼吸和心血管循环障碍时;⑥石膏包扎时间太久,有毁坏情况,失去固定作用时;⑦儿童石膏固定3个月,继续包扎可能影响发育时。

(十一)石膏固定技术的新进展

石膏绷带制品作为骨外伤固定材料已有100多年的历史,是经受了临床历史考验的良好材料,但也存在一些明显的缺点:硬化后干燥时间长、重量大、耐磨性差、拆除困难、吸收部分X线使X线拍片的清晰度不理想。随着科技的进步和人民生活水平的提高,医学界迫切希望有一种重量轻、性能良好的外固定材料代替石膏绷带制品。目前,LZ医用外固定高分子材料已逐步应用于临床,其优点如下。①坚固:是石膏绷带强度的6倍以上,能有效地保护治疗部位;②透X线:行X线检查时,能够清晰地观察到骨折部位及愈合情况,为医师提供准确的显像结果;③轻便:是传统石膏绷带重量的1/5,厚度的1/3,使患者明显感觉比石膏绷带轻便;④透气性好:基布轻薄并有很多小孔,具有极佳的透气性,可防止皮肤瘙痒、异味和感染等;⑤操作简单:只需常温水(20~25 ℃),3~5分钟即可完成操作;⑥规格多样:适用不同部位,分别包装且有各种各样的颜色;⑦环保:拆除时无粉尘且使用后可完全燃烧,不会对环境造成任何污染。

第三节 牵引技术

一、牵引的定义

牵引术是通过牵引装置,应用作用力与反作用力的原理,对抗软组织的紧张与回缩,使骨折和脱位得以整复,预防和矫正畸形及对某些疾病进行术前组织松解和术后制动的一种治疗方法。

二、牵引的目的

牵引的目的是使患肢制动,减少局部刺激,减轻局部炎症扩散,保持肢体功能位。同时稳定骨折断端,镇痛,便于骨折愈合,矫正和预防因肌肉挛缩所致的关节畸形,使骨折关节脱位复位,解除肌肉痉挛,改善静脉血回流,消除肢体肿胀。

三、牵引的分类

(一)皮肤牵引

皮肤牵引是使用胶布或皮套等包裹患侧肢体进行牵引,进而维持骨折的复位和稳定。

1.皮肤牵引的适应证和禁忌证

(1)适应证:主要用于12岁以下儿童,老年人稳定性股骨转子间骨折或手术前后的辅助固定治疗等。

(2)禁忌证:皮肤有创伤、炎症、溃疡、粘膏过敏及静脉曲张等疾病者,不宜使用。

2.皮肤牵引的优缺点

优点是对患者约束小,使用简便,不用做切口,适用于儿童及老人;缺点是牵引力小且为间接牵引,对皮肤有刺激性,不能用于开放性损伤、有皮肤损伤、下肢静脉曲张、血液循环障碍、感觉减退者。

3.皮肤牵引的操作技术

具体操作如下。准备好胶布,其中间粘贴撑木,然后将胶布粘贴在肢体的两侧,皮肤上也可先涂上复方安息香酸酊帮助黏着,骨隆起处需加衬垫保护。粘贴平整后,用绷带均匀加压包缠。最后将牵引绳穿过撑木,妥善放置于牵引架上给予牵引。牵引重量不超过5 kg,随时观察血运及神经症状改变,一般维持3~

4 周。其牵引力通过皮肤、筋膜、肌肉间接达到骨或关节。皮肤牵引操作前,应将局部皮肤洗净、剃除毛发。

4.常用的皮肤牵引

常用的皮肤牵引有下肢胶布粘贴牵引(图 2-12)、双下肢悬吊牵引(图 2-13)、枕颌带牵引(图 2-14)、骨盆悬吊牵引(图 2-15)。

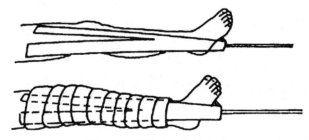

图 2-12　下肢胶布粘贴牵引

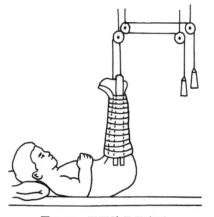

图 2-13　双下肢悬吊牵引

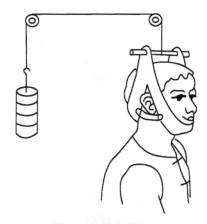

图 2-14　枕颌带牵引

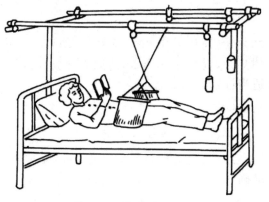

图 2-15　骨盆悬吊牵引

5.皮肤牵引的注意事项

皮肤牵引虽然简单易行,但是如果处理不当,也会导致不良后果,一定要注意以下几点:①黏着要求牢固均匀,以免发生滑脱、皮肤起水疱或压迫皮肤、神经;②不要过早或过快地进行大重量牵引;③保护骨隆起处;④包缠不宜过紧或交叉,以免血液循环障碍;⑤防止足下垂及痉挛畸形。

(二)骨牵引

骨牵引又称直接牵引,系利用钢针或牵引钳穿过骨质,使牵引力直接通过骨骼抵达损伤部位,起到复位、固定和休息的作用。

1.骨牵引的适应证

(1)成人肌力较强部位的骨折。

(2)不稳定骨折和粉碎性骨折。

(3)骨盆骨折、髋臼骨折和髋关节中心脱位。

(4)学龄儿童股骨不稳定骨折。

(5)颈椎骨折与脱位。

(6)皮肤牵引无法实施的短小管状骨骨折。

(7)手术前准备。

(8)关节挛缩畸形。

(9)其他需要牵引治疗又不适合皮肤牵引者。

2.骨牵引的禁忌证

(1)牵引处有炎症和开放伤污染严重者。

(2)牵引部位骨骼有病变或骨质疏松严重者。

(3)牵引部位需要切开复位者。

3.骨牵引的优缺点

(1)骨牵引的优点:①可以承受较大的牵引重量,牵引时阻力较小,可以有效地克服肌肉紧张,纠正骨端重叠和关节脱位造成的畸形;②牵引后便于检查患肢;③牵引力可以适当增加,不致引起皮肤发生水疱、压迫坏死和血液循环障碍;④可配合夹板固定,在保持骨折端不移位的情况下加强肢体功能锻炼,防止关节僵直、肌肉萎缩,以促进骨折愈合。

(2)骨牵引的缺点:①钢针通过皮肤穿入骨质,若处理不当可引起针眼处感染;②进针部位不准确可引起关节囊和神经、血管损伤;③儿童采用骨牵引可能损伤骨骺。

4.牵引前准备

牵引器械包、牵引弓、牵引架、牵引绳、砝码、局部麻醉药品、皮肤消毒剂、患者的皮肤准备和医患沟通、2％甲紫溶液或油笔。

5.常用的骨牵引及操作

(1)股骨髁上骨牵引:适用于股骨干骨折、股骨转子间骨折、髋臼骨折、骶髂关节脱位、骨盆骨折向上移位和髋关节手术前需要松解肌肉挛缩者。

操作方法:患者仰卧位,患肢置于牵引架上,屈膝40°,常规消毒、铺巾,局部麻醉后,在髌骨上缘2 cm处或内收肌结节上2横指处从内向外穿针,以免损伤神经血管,穿针方向与股骨纵轴呈直角。牵引重量一般为体重的1/8~1/6,老年人1/9,维持重量为3 kg(图2-16)。

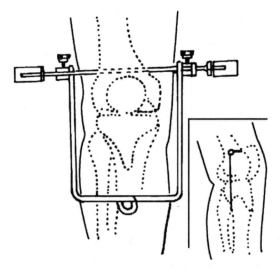

图 2-16　股骨髁上骨牵引

(2)胫骨结节牵引:适用于股骨干骨折、伸直型股骨髁上骨折、骨盆环骨折、髋关节中心脱位及陈旧性髋关节脱位等。

操作方法:穿针部位在胫骨结节向后1.25 cm,选择此平面稍向远侧部位为进针点,从外侧向内侧进针,以免损伤腓总神经。牵引重量:体重的1/7,7~8 kg,维持重量为3~5 kg(图2-17)。

(3)跟骨牵引:适用于胫腓骨不稳定性骨折、踝部粉碎性骨折和膝关节挛缩畸形的初期或辅助性治疗。

操作方法:维持踝关节中立位,穿刺部位在内踝尖与跟骨后下缘连线中点,由内向外进针。治疗胫腓骨骨折时,针与踝关节呈15°夹角,即进针处低,出针处

高,这样有利于恢复胫骨的生理弧度。牵引重量:体重的 1/12,4 ～ 6 kg
(图 2-18)。

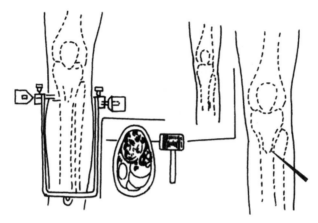

图 2-17　胫骨结节牵引

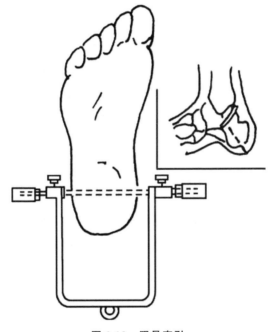

图 2-18　跟骨牵引

　　(4)尺骨鹰嘴牵引:适用于难以整复或肿胀严重的肱骨髁上骨折和髁间骨
折、粉碎性肱骨下端骨折、移位严重的肱骨干大斜形骨折和开放性骨折。

　　操作方法:患者仰卧,屈肘 90°,前臂中立位,在尺骨鹰嘴下 2 cm 尺骨嵴旁开
一横指处进针,将克氏针自内向外刺入,直达骨骼,注意避开尺神经,垂直钻入并

从对侧皮肤穿出。儿童也可用大号巾钳钳夹牵引,牵引重量为体重的1/20,2～4 kg(图2-19)。

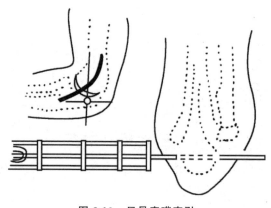

图 2-19　尺骨鹰嘴牵引

(5)颅骨牵引:适用于颈椎骨折、脱位等外伤患者。

操作方法:一种方法是患者仰卧位,用甲紫在头顶正中画一前后矢状线,再以两侧耳孔为标志经头顶画一冠状线,两线的交点为中点,在冠状线上放颅骨牵引钳,两钉齿的位置即为颅骨钻孔部位。另一方法是在两侧眉弓外缘向上述冠状线画两条平行的矢状线,交点即为钻孔的位置。常规消毒铺巾,局麻后,用尖刀在两侧标志点各切一小切口,深达骨膜,选用安全颅骨钻头在颅骨表面向内呈45°角钻孔,以钻穿颅骨外板为度(成人约4 mm,儿童为3 mm),禁止钻透内板而伤及脑组织。然后将牵引钳两钉齿插入骨孔内,拧紧牵引钳螺丝,缝和并包扎切口。连接牵引绳通过滑轮进行牵引,抬高床头,注意调整牵引方向。牵引重量为体重的1/12,第一、二颈椎用4 kg,以后每下降1椎体增加1 kg。复位后其维持重量为3～4 kg。牵引术后1～2天内,每天将牵引钳螺丝加紧1扣(见图2-20)。

6.牵引后处理

(1)牵引绳结应易结、可靠、易松解、不易滑脱,常用滑结或活结。牵引重量应依据患者的年龄、肌肉发达程度、采用的牵引种类、牵引的部位、受伤的时间长短、创伤范围、创伤的程度与类型等因素而定。如骨折,最初24～48小时牵引重量较大,以便迅速将骨折端牵引开,然后用小重量进行维持牵引。其重量依具体骨折部位而定。

(2)牵引护理:①保持牵引功能,随时进行调整,注意牵引方向、力量、夹板位置,使体位适宜、重量适当、牵引有效。②防止钢针移位、胶布滑脱,并进行针眼处静脉滴注消毒剂防止感染。③保护皮肤,防止局部受压。④如果是骨折,应定期量肢体的长度,或者进行床旁X线检查以观察骨折对位及对线情况,防止过度牵引。如果是挛缩畸形,则应记录关节角度及矫正结果。⑤防止足下垂、肌萎缩、关节强直、压疮和神经压迫。⑥避免大小便污染及潮湿。⑦告知患者及家属不能随便去除牵引重量、松解牵引绳索。

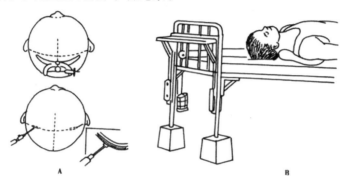

图 2-20 颅骨牵引

(3)牵引的去除:如牵引目的已经完成,则可将牵引去除。去除胶布时,不可用力过猛,以免撕脱皮肤。如粘贴较紧,可用汽油或乙醚边涂边揭。如去除钢针,应先将牵引弓去除,将被拔出侧的钢针尽可能咬短一些,消毒后再进行拔出。伤口处用纱布敷盖加压包裹,2天后可以去除。

7.并发症及处理

牵引本身很少有并发症发生,多数是因为操作不当或护理不当而形成。常见并发症有以下几种。①钢针滑动可引起感染,如果发生,应通过局部进行冲洗,全身适当应用抗生素来进行治疗。②胶布刺激、粘贴不匀、牵引重量过大、钢针压迫、夹板上螺钉压迫等可引起皮肤损伤及局部压伤坏死。③长期卧床不起、肢体活动量小、大小便污染,可引起压疮、深静脉血栓形成、呼吸系统并发症、肌萎缩和关节强直等。应加强护理,鼓励活动。④牵引过度、方向不适当、肢体位置不当等可引致骨不连或畸形连接。⑤患肢位置不当或夹板不平衡,可能有压迫神经的现象发生。下肢多数发生于腓总神经受压,而引起足下垂,应给予相应的防止措施。

第四节　关节穿刺术

一、关节穿刺的定义

关节穿刺术是通过注射器对四肢关节腔的特定部位向内穿刺,进行抽液检查、引流,或注射药物、空气或造影剂等检查和治疗的常用方法。

二、关节穿刺的适应证

关节穿刺的适应证:四肢关节腔内积液时可进行穿刺抽液检查或引流;也可以向关节腔内注射药物进行治疗、注入空气或造影剂行关节造影检查,以了解关节软骨或骨端的变化。

三、关节穿刺的禁忌证

关节穿刺的禁忌证:穿刺部位皮肤有破溃、感染、凝血功能障碍、出血性疾病、严重的糖尿病、非关节感染患者有发热和其他部位的感染病灶。

四、关节穿刺方法

(一)关节穿刺点的选择

1.原则和要点

关节穿刺点选择时应避开血管、神经、肌腱等重要结构,选择易于进入关节腔的部位。关节穿刺术的要点为穿刺点选择正确,穿刺操作规范,严格无菌操作。

2.不同关节的穿刺点

(1)肩关节:患者仰卧位或坐位,关节外旋位。紧依喙突尖部外侧进针,针的方向向后,同时向上向外,也可紧依肩峰与肩胛冈所成的角的外侧下针,向内并稍向上进入(图 2-21)。

(2)肘关节:肘后桡骨头与肱骨外上髁间,关节距皮肤表面最近,桡骨头亦可清晰触及。故关节穿刺选择在屈肘 90°时紧依桡骨头近侧,于其后方向前进针。关节囊如有积液时,宜于肱三头肌肌腱两侧凸起处穿刺(图 2-22)。

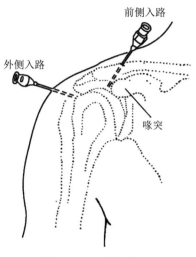

图 2-21　肩关节穿刺

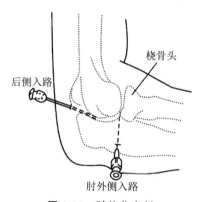

图 2-22　肘关节穿刺

（3）腕关节：可经尺骨茎突或桡骨茎突侧面下方，垂直向内进针。因桡动脉行经桡骨茎突，故最好在尺骨侧穿刺（图 2-23）。

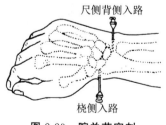

图 2-23　腕关节穿刺

（4）髋关节：在髂前上棘下方 5 cm 处，向上向后并稍向内进针。也可紧依股骨大转子上缘上方，向内稍向上穿刺，针的方向可与股骨颈近乎平行（图 2-24）。

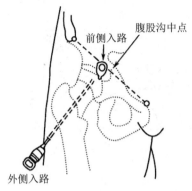

图 2-24　髋关节穿刺

　　(5)膝关节:髌上囊上缘达髌骨上缘上约三横指宽处,下与膝关节相通。故可在髌骨上方,股四头肌腱一侧,向内进针进入此囊。也可经髌骨之下,由髌韧带一侧进针,直接向后刺入(图 2-25)。

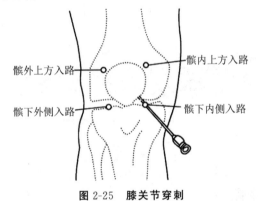

图 2-25　膝关节穿刺

　　(6)踝关节:紧依外踝或内踝尖部之下,向内上刺入,经踝部与相邻的距骨之间进入关节(图 2-26)。

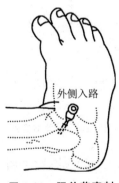

图 2-26　踝关节穿刺

(二)关节穿刺操作方法

1.术前准备

(1)器械准备:关节穿刺模型、穿刺包1个(包括消毒孔巾、消毒纱布等)、18-20号穿刺针及20 mL注射器各1支、无菌手套2副、无菌试管多支、弯盘1个、局麻药(利多卡因100 mg,或1%～2%普鲁卡因)1支或1瓶、消毒液(碘伏)1瓶、砂轮1枚、油性画线笔1支、棉签1包、胶布1卷。如需关节腔内注射药物,应准备好所需药物及注射器。

(2)详细了解病史,参阅患者骨关节X线或CT片(必要时在B超检查下)确定穿刺点,并进行标记。

(3)进行体格检查和必要的实验室检查,如血常规、血小板计数、出凝血时间、活化部分凝血活酶时间及凝血酶原时间等。

(4)向患者和/或法定监护人说明关节穿刺的目的、意义、安全性和可能发生的并发症,并简要说明操作过程,解除患者的顾虑,取得配合,并签署知情同意书。

(5)确保穿刺部位标记(B超或X线定位下)正确,核查器械准备是否齐全。

(6)如需用到普鲁卡因应作好皮肤过敏试验。

(7)术者及助手常规洗手消毒,戴好帽子和口罩。

2.操作步骤

(1)穿刺点定位:确定穿刺点,用油性画线笔进行标记。

(2)消毒:局部严格消毒后,术者戴无菌手套,铺无菌巾。

(3)局部麻醉:穿刺点用利多卡因或1%～2%普鲁卡因局部麻醉(从皮肤至关节腔)。

(4)关节穿刺:术者右手持注射器,左手固定穿刺点,沿麻醉路径穿刺。当针进入关节腔后,左手不动,固定针头及注射器,右手缓慢抽动注射器筒栓进行抽液或注射药物等操作,如遇阻塞,可将注射器取下,注入少许空气将阻塞排除,再继续抽吸。

3.注意事项

(1)一切器械、药品及操作,皆应严格遵守无菌操作,否则可致关节腔继发感染。

(2)穿刺时应边抽吸,边进针,注意有无新鲜血液,如有则说明刺入血管,应将穿刺针退出少许,改变方向再继续进针。另外,当抽出液体后,再稍稍将穿刺针刺入少许,尽量抽尽关节腔内的积液。但不可刺入过深,以免损伤关节软骨。

如抽出困难,可改变穿刺方向或旋转针尖斜面方向。

(3)反复在关节腔内注射类固醇药物,可造成关节损伤。因此,任何关节内注射类固醇都不应超过3次。

(4)关节腔有明显积液者,穿刺后应加压包扎,适当给予固定。根据积液多少,确定再穿刺的时间,一般每周穿刺2次即可。

五、关节穿刺的并发症

关节穿刺的常见并发症:①最严重的并发症是关节腔感染,即化脓性关节炎;②凝血功能障碍或血管损伤可致穿刺部位血肿形成或关节积血;③刺入过深易损伤关节软骨;④操作粗暴或穿刺时患者有关节活动易发生断针。

六、关节液分析

关节液位于关节腔内,是血浆的超滤液与滑膜衬里细胞分泌的具有黏性的透明质酸混合而成的液体,对关节起润滑和保护作用。

(一)关节液的观察内容

见表2-1。

表2-1 关节液

项目	正常	非炎性	炎性	化脓性
量/mL	<4	>4	>4	>4
颜色	清亮	淡黄色	黄或白	白色
透明度	透亮	透亮	混浊	不透亮
黏稠度	黏稠	较黏稠	小	脓性黏稠
凝固性	不凝固	轻度	中度	重度

(二)关节穿刺血性滑液的鉴别

关节穿刺碰到血性滑液时,单凭肉眼难以区分,以下几点可帮助鉴别。①观察血性成分流出情况,若为穿刺引起,则血液分布不均匀,且越抽量越少;②更换穿刺部位出血消失;③穿刺出血时,血细胞比重低;④穿刺引起的出血常自发凝固。

七、关节液的处理

穿刺抽出的关节液,根据需要检查的目的,分别装入不同的试管。非抗凝管用于观察颜色、透明度、量、黏稠度、凝固性等(>2 mL);无菌管用于细菌培养(>2 mL);抗凝管用于常规化验检查(>2 mL)。

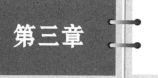

第三章 上肢骨折

第一节 锁骨骨折

锁骨骨折是较常见的一种骨折,多发生于儿童及青壮年。骨折大多由间接暴力引起,如跌倒时肩部着地,暴力可传导至锁骨引起骨折;跌倒时手向外撑,可引起锁骨中1/3处骨折。仅少数锁骨骨折为直接暴力所致。

一、移位特点

锁骨中1/3发生骨折,近端受胸锁乳突肌的牵拉而向上、后方移位,远端因上肢牵拉向下、前内方移位。锁骨外1/3或内1/3骨折少见,多无明显移位。幼儿的锁骨骨折多为青枝骨折,骨折部位向上成角呈弩弓状。

二、合并伤

合并伤较少见。有的粉碎性骨折片向下、内移位,可能损伤锁骨下血管、肺尖或臂丛神经;骨折片向上、外移位,可能穿破皮肤造成开放性骨折。

三、临床表现

锁骨骨折临床表现为患者用健侧手托患侧肘部,头向患侧偏斜,以松弛胸锁乳突肌减轻疼痛;患侧肩下沉,向前、向内倾斜,患肘不敢活动;骨折局部肿胀和压痛,可触及移位的骨折端。幼儿发生锁骨骨折多为青枝骨折,表现为骨折局部畸形不明显,患侧上肢不敢活动,穿衣时啼哭不止。

四、治疗

(一)三角巾悬吊

三角巾悬吊适用于幼儿青枝骨折或其他不全骨折。通常悬吊1~2周。

(二)手法复位及绷带固定

手法复位及绷带固定适用于有移位的锁骨骨折。复位后用布绷带或石膏绷带沿两侧肩、腋背部做"8"字交叉环形固定。包扎时,必须将两肩固定,同时用棉垫保护腋窝内神经血管。如患者手或前臂有麻木感、触不到桡动脉搏动,表明布带或石膏包扎过紧,应立即适当放松至症状解除为止。

(三)切开复位内固定术

切开复位内固定术的适应证:开放性骨折;合并有神经、血管损伤者;有喙锁韧带断裂的锁骨外端或外1/3移位骨折;骨折畸形愈合影响功能者;不愈合或少数要求解剖复位者。切开复位内固定术通常是用髓内针或钢板螺钉固定,有骨缺损者应同时植骨。

第二节 肩胛骨骨折

一、肩胛骨关节盂和肩胛颈骨折

(一)临床表现和诊断

(1)腋窝部肿胀,被动旋转肱骨时疼痛加重,可试出骨擦音。

(2)严重移位的肩胛颈骨折可呈方肩,肩峰凸出,类似肩关节脱位,但患肢不固定于外展位,且可被动活动。

(3)X线检查有助于诊断。

(二)治疗

1.肩胛骨关节盂骨折

肩胛骨关节盂骨折及无移位或轻度移位的肩胛颈骨折,可用三角巾悬吊2周左右,早期开始练习活动。

2.严重移位的肩胛颈骨折

严重移位的肩胛颈骨折可在局麻下手法牵引复位,或肩外展位牵引2~4周,也可不行复位而早期开始功能活动。若非手术治疗效果不佳可行手术治疗,手术复位后用螺钉和克氏针固定,但术野狭小,显露有限。

二、肩胛骨体部骨折

肩胛骨体部骨折多为直接暴力造成。

(一)临床表现和诊断

临床表现为伤后局部肿胀、疼痛,患肢不能外展,有时在背部可有骨擦感(音)或触及骨碎片。应注意胸部及其他合并损伤的诊断,X 线检查可明确骨折情况。

(二)治疗

肩胛骨体部骨折不强调严格复位,一般均以三角巾悬吊患肢,持续 3～4 周,早期开始功能活动。累及肩胛冈的肩胛骨体部骨折移位明显者,可行切开复位术,采用钢丝固定,少数用钢板固定。

三、肩胛冈或肩峰基底部骨折

肩胛冈或肩峰基底部骨折多为肩过度外展或肱骨头向上方撞击之暴力引起。

(一)临床表现和诊断

临床表现为肩峰上方肿痛及肩活动受影响,尤以外展活动为甚。X 线检查可明确诊断。

(二)治疗

本病治疗多用三角巾悬吊患肢 4 周左右,及早开始肩部活动练习。少数患者行切开复位内固定术,但固定较难。

四、喙突骨折

喙突骨折少见,可于肩关节脱位时合并发生,多属撕脱骨折。仅需治疗肩关节脱位,喙突骨折可随之愈合,不需特殊处理。少数要采用缝合固定。

第三节　肱骨近端骨折

肱骨近端骨折是指包括肱骨外科颈以远 1～2 cm 至肱骨头关节面的骨折。有 3/4 发生在 60 岁以上的人,女性的发病率是男性的 3 倍。随着人口的老龄化,肱骨近端骨折的发生率正在上升。

一、骨折机制与临床表现

肱骨近端骨折可因间接暴力和直接暴力引起。最常见的受伤机制是摔倒时上肢外展,这种损伤在老年人易导致肱骨近端骨折,在儿童易导致肱骨上端骨骺分离,在青壮年易导致创伤性肩关节脱位。青壮年肱骨近端骨折常见于高能量损伤如车祸或直接打击,常为骨折脱位并伴有显著的软组织损伤和多发伤。

肱骨近端骨折常表现为畸形、疼痛、肿胀、青紫和压痛,骨折块活动时产生骨擦感,疼痛剧烈,患者拒动。拍摄肩关节正位、穿胸位及腋位 X 线片可确诊,通常表现为有成角或远近端重叠移位。CT 及三维重建的检查较为重要,可明确关节面骨折和肱骨大小结节移位情况。同时,应详细检查患者肢体血管和神经情况,45% 的肩关节损伤同时合并有神经损伤症状。

二、骨折分类

理想的骨折分类是基于解剖和创伤基础上,结合影像学检查,应便于记忆,并能指导治疗和康复训练。目前,常用的有 Neer 分型和 AO 分类系统。

(一)Neer 分型

该方法包含骨折的解剖部位、骨折移位的程度和不同组合的因素,为最常用的分类方法。当肱骨头、大结节、小结节和肱骨干这 4 个主要成分之一骨折移位>1 cm 或成角>45°,则该骨折块被认为移位,否则不论骨折数目统一称为一部分骨折。若同时伴有肱骨头从盂肱关节脱位则称为骨折脱位,按方向分为前脱位或后脱位。

1.一部分骨折

一部分骨折即轻度移位的骨折,是指那些达不到 Neer 移位标准的骨折,占肱骨近端骨折的绝大多数,常见于老年人,属于稳定性骨折,多采用保守治疗。

2.二部分骨折

二部分骨折指某 1 个主骨块与其他 3 个部分有明显的移位。常见的包括肱骨外科颈骨折或肱骨大结节撕脱骨折,单纯的小结节撕脱或解剖颈骨折少见。

3.三部分骨折

三部分骨折指 2 个骨折块彼此之间及与其他部分均有明显的移位。

4.四部分骨折

四部分骨折指肱骨上端 4 个主要骨折块之间均有明显移位,形成 4 个分离的骨块。此时,肱骨头成游离状态并失去血液供应。

在严重的暴力作用下,二、三、四部分骨折均可伴有盂肱关节脱位,严重的还可使肱骨头进入胸腔。根据骨折移位的数目可分为二部分骨折脱位、三部分骨折脱位及四部分骨折脱位。肱骨头的劈裂骨折和关节面嵌压骨折是特殊类型的肱骨上端骨折,关节面骨折可因脱位时肱骨头撞击坚硬的肩胛骨关节盂边缘而使关节面塌陷。

(二)AO 分类

在 Neer 分型的基础上,国际内固定研究学会在 1990 年提出了自己的分型,更加重视肱骨头的血液循环供应情况。根据损伤的程度,AO 分类系统将肱骨近端骨折分为 A、B、C 3 种类型。

1.A 型骨折

A 型骨折是关节外的一处骨折。肱骨头血液循环正常,因此,不会发生缺血性坏死。

(1)A1 型:肱骨结节骨折,再根据结节移位情况可分为 3 个类型。

A1.1 型:结节骨折,无移位。

A1.2 型:结节骨折,伴有移位。

A1.3 型:结节骨折,伴有盂肱关节脱位。

(2)A2 型:干骺端的嵌插骨折(外科颈骨折)。根据有无成角和成角方向分为 3 个类型。

A2.1 型:冠状面没有成角畸形,侧位前方或后方有嵌插。

A2.2 型:冠状面有内翻成角畸形。

A2.3 型:冠状面有外翻成角畸形。

(3)A3 型:干骺端移位骨折,骨端间无嵌插。可分为 3 个类型。

A3.1 型:简单骨折,伴有骨折块间的成角畸形。

A3.2 型:简单骨折,伴有远骨折块向内侧或向外侧的移位,或伴有盂肱关节脱位。

A3.3 型:多块骨折,可有楔形骨折块或伴有盂肱关节脱位。

2.B 型骨折

B 型骨折是更为严重的关节外骨折,波及肱骨上端的 3 个部分,肱骨头的血液循环部分受到影响,有一定的缺血性坏死发生率。

(1)B1 型:干骺端有嵌插的关节外 2 处骨折。根据嵌插的方式和结节移位程度可分为 3 个类型。

B1.1 型:干骺端骨折有嵌插,伴有肱骨大结节骨折。

B1.2 型：干骺端骨折有嵌插，伴有轻度的内翻畸形和肱骨头向下移位，合并有小结节骨折。

B1.3 型：干骺端骨折有嵌插，侧位有向前成角畸形，同时伴有肱骨大结节骨折。

(2)B2 型：干骺端骨折无嵌插。骨折不稳定，难以复位，常需手术复位内固定。可分为 3 个类型。

B2.1 型：干骺端斜形骨折伴有移位及结节移位骨折。

B2.2 型：干骺端横断移位骨折，肱骨头有旋转移位，伴有结节移位骨折。

B2.3 型：干骺端粉碎移位骨折，伴结节移位骨折。

(3)B3 型：关节外 2 处骨折伴有盂肱关节脱位，可分为 3 个类型。

B3.1 型：干骺端斜形骨折，伴盂肱关节脱位，骨折线通过结节及干骺端。

B3.2 型：与 B3.1 型相似，伴有肱骨结节骨折及盂肱关节脱位。

B3.3 型：干骺端骨折伴盂肱关节后脱位及小结节骨折。

3.C 型骨折

C 型骨折是关节内骨折，波及肱骨解剖颈。肱骨头的血液循环常受损伤，易造成缺血性坏死。

(1)C1 型：为轻度移位的骨折，骨端间有嵌插。

C1.1 型：肱骨头、大结节骨折，颈部骨折处有嵌插，成内翻畸形。

C1.2 型：肱骨头、结节骨折，颈部骨折处有嵌插，成内翻畸形。

C1.3 型：肱骨解剖颈骨折，无移位或轻度移位。

(2)C2 型：肱骨头骨折块有明显移位，伴有肱骨头与干骺端嵌插。

C2.1 型：肱骨头、结节骨折，肱骨头与干骺端在外翻位嵌插，骨折移位较明显。

C2.2 型：肱骨头、结节骨折，肱骨头与干骺端在内翻位嵌插。

C2.3 型：通过肱骨头及结节的骨折，伴有内翻畸形。

(3)C3 型：关节内骨折伴有盂肱关节脱位。

C3.1 型：为解剖颈骨折伴有肱骨头脱位。

C3.2 型：解剖颈骨折伴有肱骨头脱位及结节骨折。

C3.3 型：肱骨头和结节粉碎性骨折，伴有肱骨头脱位或肱骨头的部分骨折块脱位。

三、治疗

肱骨近端骨折的治疗原则：①争取理想的复位；②尽可能保留肱骨头的血液

循环供应;③保持骨折端的稳定;④能早期开始功能锻炼。要根据骨折的不同类型选择不同的治疗方案,同时也要考虑患者年龄、全身情况及并发症等相关因素。肱骨近端骨折中 80%～85% 为轻度移位骨折,一般均采用保守治疗方法,且多能取得满意效果,特别是在 Neer 分型一部分骨折、二部分骨折的治疗中,非手术治疗基本不影响肱骨头血液循环,减少了肱骨头缺血性坏死率,可以早期开始功能锻炼,恢复肩关节功能。对于 Neer 分型三、四部分骨折,术前应常规检查血管神经情况,以免漏诊。

(一)一部分骨折

一部分骨折多见于老年人,尤其是骨质疏松患者。骨折多呈多块粉碎,但骨折块彼此之间相对移位不大,且多嵌插。一部分骨折可采用保守治疗、单纯固定,早期进行功能锻炼,以减少肩关节粘连。用三角巾悬吊,置于胸前,以减少因胸大肌牵拉而向外成角移位,一般不主张用石膏悬垂。对于单纯嵌插骨折,伤后 2～3 天即可开始轻度前后摇摆及耸肩、压肘活动。对于粉碎性骨折或有移位骨折,功能锻炼往往伤后 3～4 周开始。

(二)二部分骨折

二部分骨折的治疗首先行手法复位,如复位满意且稳定,可予以保守治疗,方法同一部分骨折。如果非手术治疗能够复位,但复位后骨折不稳定,可采用经皮内固定或髓内针内固定。手法复位不满意时,应采取切开复位内固定术。二部分骨折中肱骨解剖颈骨折较少见,但是肱骨头缺血性坏死发生率很高,年轻患者可采用开放复位内固定,老年患者可行人工肱骨头置换术。大结节移位>5 mm 的二部分骨折应采用手术的方式,可采用松质骨螺钉或加压螺钉固定并辅以"8"字张力带钢丝内固定。手术常采用肩关节外侧入路。二部分骨折的小结节骨折常合并肩关节脱位,当肩关节脱位纠正后,小结节骨折也自行修复,可采用保守治疗,肩关节制动。如小结节移位≥10 mm 时,应采用切开复位内固定术。二部分骨折中肱骨外科颈骨折闭合复位后不满意,可采用切开复位内固定术,常采用三角肌-胸大肌入路,给予接骨板内固定术。

(三)三部分骨折

三部分骨折的非手术治疗常常用于功能要求不高的老年人、体质较差不能耐受手术或一些术后不能很好配合的患者。肱骨大、小结节骨折多表明肩袖已经纵行撕裂,如不行手术很难复位,且复位后不稳定,反复多次的复位易导致血管神经损伤,因此,三部分骨折首选手术治疗。年轻人、体质健康的患者应考虑手术治疗,老年人可考虑行人工肩关节置换术。通常取三角肌-胸大肌入路显示肩关节,复位后给予固定。

(四)四部分骨折

对于四部分骨折、骨折脱位,非手术治疗多数不能达到满意的效果。四部分骨折常常发生肱骨头坏死,对于能耐受手术的患者,应行切开复位内固定治疗。对于老年患者,可采用人工肩关节置换术,术中应重建盂肱关节的正常解剖关系。

(五)肱骨头骨折

肱骨头骨折通常由脱位引起,典型的单纯肱骨头骨折少见,通常伴有肱骨大、小结节骨折,可同时伴或不伴有肩关节脱位。若头部关节面受累<20%,常可成功闭合复位。关节面受累20%～45%可发生复发性脱位,需将大、小结节移位缺损弥补以维持关节稳定性。若部分关节面与肱骨大、小结节相连,可用前述各种方法处理。如果关节面骨折块完全碎裂,与肱骨大、小结节不相连,且关节面受累>45%或慢性脱位者,则应早期给予人工肱骨头置换术。

对于肱骨近端骨折的手术治疗,应尽量避免过多剥离骨膜,以防肱骨头缺血性坏死。在有条件的情况下,可采取微创经皮钢板内固定技术,能最大限度地保护骨断端及其周围的血供,尽可能降低手术创伤,减小手术风险,为骨折愈合提供良好的生物学环境。

四、术后处理

肱骨近端骨折术后均需早期理疗以避免瘢痕形成和关节僵硬,并且早期进行全范围被动活动功能锻炼。3周内应避免大幅度活动,否则肱骨大、小结节,肩袖会再撕脱,为减小已修复的肱骨大、小结节周围肌肉张力,可用外展支架固定4～6周。术后6～8周开始主动功能锻炼,而轻微对抗活动需等12周后开始。

第四节　肱骨干骨折

肱骨干骨折较为多见,大多数发生于30岁以下的青年。直接暴力引起者多在肱骨中上段,成横形骨折或粉碎性骨折。间接暴力引起的多发生在肱骨的中下部,如跌倒时肘部着地,多为斜形或螺旋骨折。由投手榴弹、打棒球、掰手腕等旋转暴力引起者也可为螺旋骨折。

一、移位特点

肱骨干骨折位于三角肌止点以上时,近位骨折端向前、向内移位,远位骨折端向上、向外移位。肱骨干骨折位于三角肌止点以下时,近位骨折端向前、向外移位,远位骨折端向上移位。肱骨下段骨折时,其远位骨折端移位的方向随着前臂和肘关节的活动而异,常使骨折端内旋。体弱患者可见分离移位。

二、合并伤

肱骨干中下 1/3 骨折有时合并桡神经损伤,晚期可因骨痂的包裹压迫而引起桡神经麻痹。

三、临床表现

肱骨干骨折临床表现为局部有肿胀、短缩畸形、压痛、反常活动及骨擦音等。合并桡神经损伤时,出现垂腕、拇指不能外展及手背桡侧皮肤感觉麻木区。

四、治疗

(1)不全性骨折或骨折无移位者,以石膏固定 3 周,前臂悬吊,可适当做练习活动。

(2)大多数有移位的肱骨干骨折,可用手法复位和石膏固定治疗。接近上 1/3 骨折时,要有超肩关节固定;接近下 1/3 骨折者,要有超肘关节固定,固定时应屈肘 90°,前臂中立位,悬吊于胸前。

(3)如果骨折手法复位不能达到功能复位,或同一肢体多发性骨折及关节损伤,以及合并有血管神经损伤,应行切开复位内固定术。一般选用交锁髓内针固定或加压钢板固定。

绝对适应证:①保守治疗无法达到或维持功能复位的。②合并其他部位损伤,如同侧前臂骨折、肘关节骨折、肩关节骨折,伤肢需早期活动的。③多段骨折或粉碎骨折(AO 分型为 B3、C1、C2、C3)。④骨折不愈合者。⑤合并有其他系统特殊疾病,无法坚持保守治疗者。⑥经过 2～3 个月保守治疗已出现骨折延迟愈合现象,开始有失用性骨质疏松的(如继续坚持保守治疗,严重的失用性骨质疏松可导致失去切开复位内固定治疗的机会或增加其风险)。⑦病理性骨折。

相对适应证:①从事某些职业对肢体外形有特殊要求,不接受功能复位而需要解剖复位的。②因工作或学习需要，不能坚持较长时间石膏、夹板或支具牵引固定的。

第五节　肱骨髁上骨折

肱骨髁上骨折是小儿常见的一种骨折，好发于 10 岁以下儿童。当肱骨髁上骨折处理不当时，容易引起 Volkmann 缺血性肌挛缩或肘内翻畸形。

一、移位特点

根据暴力来源和移位情况，肱骨髁上骨折可分为伸直型和屈曲型。若跌倒时，肘关节半屈或全伸位、手掌着地，暴力经前臂向上传递而达肱骨下端，会使肱骨髁上最薄弱处发生伸直型肱骨髁上骨折。其骨折线从前下方斜向后上方，骨折近端移向前下方，而骨折远端移向后上方，骨折处向前成角畸形。若跌倒时，肘关节屈曲、肘后着地，暴力由肘部传至肱骨下端时，则发生屈曲型肱骨髁上骨折。其骨折线由后下方斜向前上方，骨折远端向前上方移位。

二、合并伤

伸直型肱骨髁上骨折近端向前方或侧方移位，可压迫或挫伤肱动脉、正中神经、桡神经。血管损伤后可并发前臂缺血性肌挛缩，导致爪形手。

三、临床表现

肱骨髁上骨折为临床表现肘部明显肿胀变形，有时出现皮下淤血和皮肤水疱。伸直型肱骨髁上骨折时，鹰嘴与远侧骨折片向后方突出，骨折近侧端向前移，外形上似肘关节脱位，但骨折时仍保持肘后三角的关系。骨折合并肱动脉损伤时，桡动脉搏动消失。

四、治疗

（1）对无移位或移位小不影响功能的肱骨髁上骨折，可用三角巾固定。移位明显者需行手法复位和石膏固定，如有条件，复位应在透视下监视进行。

（2）伸直型肱骨髁上骨折复位时，用对抗牵引解决重叠移位，同时必须将骨折远端推向桡侧，防止肘内翻。复位后，石膏固定，肘关节屈曲 90°。固定后，应密切注意患肢末梢血运、手指的感觉和运动情况。手法复位不成功，或因骨折部肿胀和水疱严重无法进行复位,可行前臂皮肤牵引或尺骨鹰嘴部骨牵引,经垂直牵引复位。如上述疗法均失败,或为陈旧性移位骨折,或疑有血管、神经断裂者,应及时切开探查,复位固定。

(3)屈曲型肱骨髁上骨折治疗原则与伸直型相同,但复位的方向相反。复位后,用石膏托固定,肘关节置于半伸位或伸直位,一周以后改为功能位。

第六节　肱骨髁部骨折

肱骨髁部骨折为关节内骨折,包括肱骨远端骨骺分离、肱骨外髁骨折、肱骨内髁骨折、肱骨内上髁骨折、肱骨小头骨折、肱骨髁间骨折等。肱骨外髁骨折多发生于6～10岁小儿;肱骨内上髁骨折亦多见于小儿及青少年;肱骨髁间骨折则多见于成人。致伤机制与肱骨髁上骨折相似。

一、移位特点

伸直型肱骨髁间骨折的近侧骨折端向前移位,肱骨下端裂成两部分向后向尺侧移位。屈曲型肱骨髁间骨折的近侧骨折端向背侧移位,远侧骨折端裂成两块向前尺侧移位。

肱骨内上髁发生撕脱骨折或骨骺分离时,骨折端远离骨折部,有的可翻转倒置,有的可夹于滑车和冠状突之间。

肱骨内髁骨折或骨骺分离少见,滑车连同肱骨内髁向后内方移位,引起肱桡关节脱位。

肱骨外髁骨折或骨骺分离较多见,远侧骨折端常包括肱骨外上髁或肱骨小头骨骺、部分滑车骨骺和小部分干骺端骨骺。远侧骨折端因由腕肌牵拉有不同程度的旋转移位,有的翻转后夹于近侧骨折端与桡骨头之间。

二、合并伤

肱骨内髁或内上髁骨折易损伤尺神经。肱骨髁间骨折易损伤肱动脉和正中神经。

三、临床表现

肱骨髁间骨折时肘部明显肿胀,肘关节呈半伸直位,患者不敢屈伸活动。肱骨内髁骨折时,肘关节内侧明显肿胀,勉强伸肘时,前臂呈外展、外旋。肱骨外髁骨折时,肘关节外侧肿胀明显,患者不敢伸肘。

四、治疗

无移位的肱骨髁部骨折,可用夹板或石膏托固定2～3周,有移位的骨折需复位固定。

肱骨内上髁撕脱骨折移位较大者,可取屈肘前臂旋前位,石膏固定3周。复位不成功者可切开复位,缝合固定或以细钢丝固定。

肱骨外髁骨折有旋转移位者,须行切开复位内固定术。

第七节 尺桡骨干双骨折

尺桡骨干双骨折为前臂骨折中多见的一种。患者多为幼儿和青少年。

骨折可因直接暴力致伤,如打击、重物砸伤和压轧伤,两骨多在同一平面发生骨折,呈横形、粉碎或多节骨折,可合并严重的软组织损伤。骨折也可因间接暴力致伤,如跌倒时手掌着地,作用力由腕沿桡骨上传,在桡骨干中或上1/3处发生横形骨折或斜形骨折。同时,暴力通过骨间膜斜行向远侧传导至尺骨,造成较近位的尺骨干骨折。在遭受传导暴力作用时,前臂又可受到一种扭转外力,如前臂极度旋前或旋后扭转,造成两骨螺旋形骨折。其骨折线的方向一致,但平面不同,尺骨骨折线在上,桡骨骨折线在下。

一、移位特点

尺桡骨干双骨折后,骨折断端之间可发生重叠、旋转、成角及侧方4种移位。移位方式除与暴力大小、方向等因素相关,还与骨折部位有密切相关。

(1)桡骨上1/2骨折,骨折线在旋前圆肌止点以上,近侧端因肱二头肌及旋后肌的牵拉而呈屈曲、旋后位,远侧端因受旋前圆肌及旋前方肌的牵拉而旋前。

(2)桡骨下1/2骨折,骨折线在旋前圆肌止点以下,近侧端因旋后肌和旋前圆肌的牵拉力相抵消而处于中立位,远侧端因受旋前方肌的牵拉而旋前。

二、合并伤

尺桡骨干双骨骨折后常合并前臂肌肉和血管损伤或软组织严重肿胀,可引起前臂骨筋膜室综合征。另外,尺桡骨干双骨折不愈合较为常见,一旦确诊骨折不愈合,应行手术治疗,切开暴露并修整骨端,纠正旋转和成角畸形,植骨,加强固定。

三、临床表现

尺桡骨干双骨折后,常表现为局部肿胀、疼痛、功能受限及反常活动。X线检查可明确诊断,检查时应包括肘、腕关节,以便了解上、下尺桡关节情况。

四、治疗

尺桡骨干双骨折的治疗较为复杂,除治疗骨折外,还应注意骨筋膜室综合征的发生和治疗。

(1)手法复位后石膏夹板外固定,适用于单纯闭合或移位较小的骨折。

(2)对儿童或成人轻度移位的尺桡骨干双骨折,手法复位后屈肘90°,以管形石膏或石膏托超关节固定。

(3)对软组织损伤较重的开放性骨折、多发性骨折,以及难以手法复位或难以外固定的骨折,应切开复位,行钢板或髓内针、钢针、螺钉内固定。

目前,保守治疗尺桡骨干双骨折疗效不理想,故应持积极手术态度。对于成人尺桡骨干双骨折,保守治疗仅限于移位不明显或稳定型者,反对反复多次的闭合复位。

第八节　尺骨上 1/3 骨折合并桡骨头脱位

尺骨上 1/3 骨折合并桡骨头脱位是一种联合损伤,包括桡骨头各方向脱位合并不同水平的尺骨骨折或尺桡骨双骨折。该损伤可见于各年龄组,但以儿童和少年多见。

一、移位特点

根据尺骨骨折部位、移位方向和桡骨头的脱位特点,分为伸展型、屈曲型和内收型。

(一)伸展型

伸展型是指尺骨上中 1/3 骨折,向掌侧成角,伴有桡骨头前脱位,多发生于儿童。常由于前臂旋前位跌倒的间接暴力,或外力直接打击尺骨背侧所致。

(二)屈曲型

屈曲型是指尺骨中段骨折,向背侧成角,伴有桡骨头后脱位,主要发生于成人。常由于跌倒时肘关节屈曲、前臂旋前、手掌着地所致。

(三)内收型

内收型是指尺骨干骺端横断纵裂,向桡侧成角,桡骨头向桡侧脱位,多发生于幼儿。常由于肘内侧受直接外力,或伸肘的上肢处于内收位跌倒造成。

(四)特殊型

特殊型是指尺骨和桡骨中 1/3 或中上 1/3 双骨折,桡骨头向前脱位。成人和儿童都可发生此型骨折。通常认为,此型骨折系肘关节伸展位时引起尺桡骨双骨折,同时造成桡骨前脱位。

二、合并伤

脱位的桡骨头可以挫伤桡神经深支,引起暂时性瘫痪。

三、临床表现

各型骨折的共同特点是前臂畸形、肘部肿痛、屈曲受限,有时可能触到脱位的桡骨头,有桡神经深支损伤时可出现垂腕畸形。

四、治疗

此类骨折多需手术治疗。

第九节　桡骨远端骨折

桡骨远端骨折是指发生在桡骨远端 3 cm 范围内的骨折,青壮年及老年人均可发生,但以后者多见。

一、移位特点

桡骨远端骨折根据损伤机制和骨折移位特点,分伸直型(Colles 骨折)和屈曲型(Smith 骨折)2 种,后者少见。如累及关节面,则称为 Barton 骨折。儿童与青少年可发生桡骨远端骨骺分离。

(一)伸直型

Colles 骨折发生在摔倒时前臂旋前、手掌着地、手腕背伸者,在暴力和身体重力作用下使桡骨下端发生骨折。远侧骨折端向背侧及桡侧移位。

(二)屈曲型

Smith 骨折发生于跌倒时屈腕、手背着地者,移位与 Colles 骨折相反。

二、临床表现

桡骨远端骨折临床表现为伤后局部肿胀、疼痛,腕关节活动受限、骨折部压痛。Colles 骨折移位明显时,手腕呈餐叉样畸形。Smith 骨折手腕部外表可呈反餐叉样畸形,有时可出现拇指伸展功能受限。

三、治疗

对伸直型骨折手法复位时,牵引纠正重叠移位,并向掌尺侧按压远侧骨折端,纠正其向背侧和桡侧移位。复位后用石膏夹板固定,背侧和桡侧板要超过关节,保持桡骨下端之倾斜角。将前臂悬吊于胸前,固定 3～4 周。

屈曲型骨折的手法复位和伸直型相反。复位后前臂旋后位,用石膏托固定。

手术治疗适用于极不稳定的骨折,如复杂的关节内骨折、合并下尺桡关节脱位的骨折、陈旧性桡骨远端骨折等。

第十节　腕骨骨折

一、腕舟骨骨折

腕骨骨折中以腕舟骨骨折最为多见(占 80%～90%),由于腕舟骨的血供及解剖位置特殊,临床上腕舟骨骨折漏诊和晚期骨不连常见。

(一)临床表现和诊断

(1)腕舟骨骨折多因间接暴力所致,如摔倒时手掌撑地致伤。

(2)腕舟骨骨折临床表现为腕桡侧疼痛、肿胀、活动受限。腕关节向桡侧偏斜时疼痛明显。

(3)因关节肿胀,鼻烟窝处之凹陷变浅或消失,并有压痛。

(4)腕舟骨纵向叩击痛,1、2 掌骨纵向挤压痛阳性。

(5)舟骨漂浮试验用于诊断不稳定型腕舟骨骨折或舟月骨分离。

(6)摄常规 X 线正侧位腕关节片即可作出诊断。必要时摄腕关节旋前45°斜位片,可明确骨折线。如早期骨折线不明显,可于伤后 10 天左右重新摄片,多能证实。

(7)CT 平扫和三维重建对于腕舟骨骨折移位、骨不连的诊断有决定意义。磁共振成像(magnetic resonance imaging,MRI)扫描对舟骨缺血性变化非常敏感,可早期诊断舟骨缺血性坏死。

(8)腕舟骨骨折可分为 3 型。①结节部骨折为舟骨远端骨折,常系撕脱骨折,较易愈合。②腰部骨折最为常见。因舟骨近侧骨折块之血运受损,可影响骨折愈合。③近端骨折因骨折块血运受损,易发生骨折不愈合及缺血性骨坏死。④其他分类方法,如 Russe 分类:按骨折线分水平横型、垂直型及粉碎型;Herbert 分类:可分为新鲜稳定、新鲜不稳定、骨迟缓愈合和骨不连等 4 型。

(二)治疗

1.保守治疗

对于新鲜稳定腕舟骨骨折,可于腕部桡侧用纸壳夹板并加小压垫于鼻烟窝部,固定腕关节于尺偏位。如此即将斜骨折线变为横行,消除桡骨茎突产生的剪力。固定期间需练习握拳活动,以促进骨折愈合,一般需固定 2 个月左右。或将腕关节置于轻度屈曲及尺倾位,用短臂拇指人字管形石膏或包括肘关节的长臂拇指人字管形石膏固定,以消除前臂旋转对腕舟骨骨折的剪力,如舟骨腰部及近端骨折。

石膏固定时间:结节部骨折为 6 周,腰部及近端骨折固定 3 个月,最长不超过6个月。每月行 X 线检查 1~2 次,根据骨折愈合情况决定固定时间长短。长臂拇指人字管形石膏在前期 6 周内使用,如需延长固定时间,应改为短臂拇指人字管形石膏固定。

2.手术治疗

对于新鲜不稳定腕舟骨骨折或陈旧性腕舟骨骨折、骨不连或迟缓愈合,则应采用手术治疗。

(1)单纯切开复位内固定术:如使用克氏针、螺钉等固定,适用于新鲜不稳定型骨折。

(2)自体骨移植:适用于骨不连或迟缓愈合,骨折端轻度硬化,但无外伤性关节炎改变时。可行钻孔植骨术或开槽植骨术。

(3)带血管蒂骨瓣移植术:适用于晚期骨不连、迟缓愈合或近端骨缺血性坏死。

(4)桡骨茎突切除术:适用于舟骨腰部骨折,切除桡骨茎突 1/4 左右,以消除腕关节桡偏时桡骨茎突挤压舟骨产生的剪力。切除的桡骨茎突可用作植骨块。手术缺点是对腕关节稳定有一定影响,晚期易出现腕关节失稳。

(5)加压螺钉内固定术:使用中空加压螺钉,对骨折端进行加压,促进骨折愈合,缩短治疗时间。

(6)腕舟骨切除术:腕舟骨发生部分坏死、腕关节疼痛者,可行腕舟骨坏死部分切除,防止创伤性关节炎的发生。此术式可导致腕骨排列异常而发生腕关节不稳,月骨所受应力增大,可引起月骨缺血性坏死及发生骨关节炎。目前,已很少使用腕舟骨切除术。

(7)腕舟骨人工假体置换术:应用硅胶人工假体代替舟骨或近侧坏死骨块,短期效果尚可。远期易发生人工腕舟骨脱位及周围腕骨的骨吸收和硅胶性滑膜炎等并发症。

(8)近排腕骨切除术:是目前最为有效的方法,适用于头状骨完好但合并创伤性关节炎的病例。手术方法将不愈合或坏死的腕舟骨连同相应的近排腕骨于同一平面凿除。然后用关节囊等软组织覆盖裸露骨断面。手术可减轻疼痛,改善腕关节功能。

(9)腕关节局部融合术和全腕关节融合术:腕关节局部融合术包括桡舟关节融合和舟月关节融合以减轻损伤,消除疼痛。全腕关节融合术适用于腕痛剧烈,功能明显障碍的病例。但融合后的腕关节功能完全丧失,难以为患者所接受。

二、月骨骨折

月骨骨折临床上较少见。

(一)临床表现和诊断

(1)月骨骨折常因摔倒时手掌撑地或强力推重物时致伤。

(2)月骨骨折临床表现为伤后腕部疼痛,月骨区有明显肿胀,腕关节活动受限。

(3)月骨部位压痛。

(4)沿第三掌骨纵向挤压痛与叩击痛。

(5)X 线检查可显示骨折。

(6)CT 平扫和 CT 三维重建有利于明确诊断。MRI 检查可诊断早期月骨缺血性坏死。

(二)治疗

(1)对新鲜、无移位月骨骨折,可用短臂拇指人字管形石膏固定腕关节于功能位4～6周。有移位则应切开复位,克氏针内固定。

(2)陈旧性月骨骨折并有月骨坏死时,则可切除月骨,用人工假体置换或切除腕骨近侧排,处理同舟骨骨折。

三、其他腕骨骨折

其他腕骨骨折多为撕脱骨折或小片骨折。损伤率依次为三角骨、大多角骨、豌豆骨、头状骨及小多角骨骨折。

对于大多数撕脱骨折,需以短臂拇指人字管形石膏固定4～6周。对于某些腕骨骨折,如头状骨颈部骨折,则应严格固定。个别不能复位者,应考虑切开复位、克氏针内固定或行腕骨间融合术。

第十一节　掌骨骨折

一、骨折分类

掌骨骨折按部位可分为掌骨颈骨折、掌骨干骨折、掌骨基底部骨折和第一掌骨基底骨折等。

(一)掌骨颈骨折

掌骨颈骨折后,因骨间肌牵拉,掌骨头多向掌侧倾斜;又由于掌指关节侧副韧带的牵拉,在整复时,必须屈曲掌指关节到90°,指间关节处于伸直生理位,背侧用石膏托或铝板外固定3周。少数病例需切开复位,克氏针内固定3周。

(二)掌骨干骨折

掌骨干骨折可有多发、单发及其他类型的骨折。需根据不同情况选择治疗方法。

1.手法整复外固定

手法整复外固定适用于单发的掌骨横形、斜形或螺旋形骨折。整复后用前臂至近侧指节石膏固定于功能位,持续6周。固定期间各指间关节可轻微活动。

2.切开整复内固定

切开整复内固定适用于多发骨折及手法整复失败的病例。内固定可选择克氏针髓内固定、交叉克氏针固定、微型接骨板内固定。

3.牵引治疗

掌骨干粉碎骨折无法行内固定时,可用附有铁丝框的石膏夹行末节指骨牵引,待骨折有纤维连接后再改用前述方法固定至骨折愈合。

(三)掌骨基底部骨折

掌骨基底部骨折多为直接暴力所致。由于腕掌关节活动度小,且第二、三掌骨是不活动的,故骨折后无明显移位,对功能无重要影响。可行腕部功能位石膏托固定。在有骨折移位发生时,行手法整复并用石膏托或小夹板固定4周。必要时行克氏针固定。

(四)第一掌骨基底骨折

通过关节面的第一掌骨基底骨折伴有腕掌关节脱位,为一常见特殊骨折,又称Bennett骨折。骨折多由间接暴力引起,系拇指强力内收或握拳时,拇指受纵向撞击引起。此骨折脱位容易整复,但维持复位困难,治疗不当可发生畸形愈合。

二、临床表现和诊断

(1)掌骨骨折临床表现为伤后局部疼痛,拇指运动功能障碍。

(2)第一掌骨基底处向桡侧凸出,拇指内收并缩短。

(3)一般经外展牵引拇指,于第一掌骨基底桡背侧按压即可复位,松开后又立即脱位。

(4)X线检查可见第一掌骨基底内侧有一小三角形骨折块与大多角骨保持原位,而第一掌骨则向桡侧、近侧移位。

三、治疗

(1)手法整复,鸭头形铁丝指夹板外固定:将拇指伸过铁丝夹板之环形鸭头部分,在第一掌骨基底背侧及掌骨头掌侧各置小毡垫。牵拉拇指并外展整复骨折脱位,使夹板的鸭嘴部分抵于第一掌骨头掌侧,以矫正内收畸形,使鸭颈部分压于第一掌骨及腕掌关节背侧,以压迫复位。鸭体弧形部分正好附于前臂桡侧,用布带扎好,再缠绕绷带,持续固定4～5周。

(2)经皮克氏针固定:在X线透视下手法整复,经皮穿入2枚克氏针,将骨折复位,同时将掌骨与大多角骨固定,然后用石膏固定。术后4周可拔除克氏针。

（3）切开复位克氏针内固定：行手术切开，可在直视下用 2 枚克氏针交叉固定骨折处。

（4）对于陈旧性脱位，可选用掌长肌腱或桡侧腕屈肌腱作韧带重建术。在第一掌骨基底部背尺侧向掌侧钻骨通道，固定在第二掌骨基底部。关节囊松弛时应紧缩缝合。必要时加用 1 枚克氏针临时固定关节。术后使用石膏托固定于腕关节功能位、拇指外展对掌位 6 周。

（5）骨折脱位畸形愈合者，如拇指功能有明显影响时，可施行截骨术矫正。于第一掌骨基底行楔形截骨术矫正内收畸形，使拇指外展，用克氏针固定，持续4 周。

（6）晚期出现骨关节炎，长期疼痛影响功能者，可行第 1 掌骨与大多角骨融合术。亦可行人工假体置换掌骨基底部，人工假体可选用硅橡胶或其他高分子材料制成品。

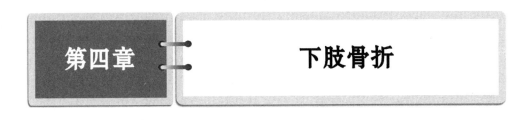

第四章 下肢骨折

第一节　股骨颈骨折

由股骨头下至股骨颈基底部之间的骨折,称为股骨颈骨折,为老年人常发生的骨折类型之一。

股骨颈与股骨干之间形成颈干角,成人为120°～130°,儿童为160°,并向前倾斜形成前倾角为12°～15°。骨折后,颈干角和前倾角可发生改变,治疗必须使其恢复正常。股骨颈前面的全部和后面的内侧位于关节囊内。股骨头的血液供应主要来自旋股内侧动脉的关节囊支,其次是来自闭孔动脉的圆韧带支和骨干营养动脉。旋股内侧动脉损伤是导致股骨头缺血性坏死的主要因素。

老年人骨质疏松,平地跌倒或下肢突然旋转等产生外旋暴力,均可引起股骨颈骨折。青壮年若从高空坠落或被车辆撞击,也会造成股骨颈骨折。股骨颈骨折中也有疲劳骨折发生。

一、移位特点和分类

股骨颈骨折可发生在股骨头下、中央部或基底部。前两者属于关节内骨折,后者属于关节外骨折。移位大的关节内骨折,容易发生骨折不愈合或股骨头缺血性坏死。而关节外骨折血供较好,骨折不愈合或股骨头缺血性坏死的机会较少。

按骨折两端的关系(X线表现),股骨颈骨折分为内收和外展两型。内收型骨折是指远端骨折线与两髂嵴连线间形成的角度>50°,两骨折断端不稳定或完全错位。外展型的成角<30°,股骨头内收,骨折上部嵌插,股骨头无移位。

二、临床表现

患者有跌倒病史,伤后患侧髋部疼痛,外展骨折伤后尚可行走,内收骨折者的髋痛明显,不能站立。患肢呈典型的短缩、外展、外旋畸形,股骨大转于上移超过 Nelaton 线,Bryant 三角底边缩短。局部有压痛,并有轴向叩击痛。

三、治疗

股骨颈骨折因类型各异,治疗方法也各不相同。骨折后均应及早复位、妥善固定,方能促进骨折愈合,减少股骨头坏死的发病率。目前,该骨折的治疗强调早期手术,早期下地,防止并发症,可根据具体病情选择内固定方式或采取人工关节置换术。

第二节　股骨转子间骨折

股骨转子间骨折指股骨颈基底部至小转子水平之间的骨折。可由于转子部受到内翻或向前成角的复合应力引起,直接撞击大转子也可引起不同类型的骨折。由于股骨转子间血液循环丰富,骨折后极少不愈合,但甚易发生髋内翻,高龄患者长期卧床引起并发症较多,病死率较高。

一、分类

根据骨折部位、骨折线的形状及方向、骨折块数目等情况,有多种分类。Evans 提出的并被广泛采用的分型系统是根据骨折稳定和不稳定分型,进而将不稳定型骨折分为经解剖或近解剖复位后可获得稳定和很难重建稳定性两种。

二、临床表现

股骨转子间骨折的临床表现与股骨颈骨折相似,但局部疼痛、肿胀、肢体短缩与患肢功能障碍更为明显,下肢处于 90°外旋畸形。X 线检查可明确诊断。

三、治疗

非手术治疗并发症出现概率高,故目前以手术治疗为主,尤其是不稳定的股骨转子间骨折。目前,股骨转子间骨折内固定方法归纳分为两种类型:钉-板类、髓内固定类。例如,常用的动力髋螺钉、股骨近端髓内钉等内固定。

第三节　股骨干骨折

股骨干骨折指股骨小转子以下和股骨髁部以上部位的骨折,多见于青壮年。骨折多由强大的直接或间接外力造成,好发于交通事故、挤压伤、绞伤、重物打击、高空坠下等情况。股骨是体内最长、最大的骨骼,且是下肢主要负重骨之一,如果治疗不当,将引起下肢畸形及功能障碍。

一、移位特点

移位情况因骨折部位不同而异。①股骨干上段骨折:骨折近端因受髂腰肌、臀肌和外旋肌群的作用而屈曲、外展和外旋;骨折远端由于内收肌的作用而向上、向内移位。②股骨干中段骨折:骨折端除可有重叠外,骨折远端受内收肌的作用,骨折处向外成角畸形。③股骨干下段骨折:骨折近端处于中立位,骨折远端受腓肠肌牵引向后移位,并可能损伤腘窝的血管及神经。

二、临床表现

股骨干骨折临床表现为局部疼痛、肿胀和畸形较明显,并有异常活动和骨擦音。合并有血管、神经压迫时,其表现为肢体末梢血液循环障碍及感觉异常。

三、治疗

(一)非手术治疗

对比较稳定的股骨干骨折,软组织条件差者,可采用非手术疗法。麻醉状态下,在胫骨结节或股骨髁上进行骨骼牵引。纠正短缩畸形后,用手法复位,减轻牵引重量,叩击肢体远端,使骨折端嵌插紧密。X线检查证实骨折对位对线良好,大腿部用4块夹板固定。同时继续维持重量牵引。牵引的方法很多,成人可采用 Braun 架固定持续牵引,或 Thomas 架平衡持续牵引。3岁以下儿童则采用垂直悬吊皮肤牵引。在牵引过程中,要定时测量肢体长度和进行床旁X线平片检查,了解牵引是否足够。若牵引力过大,导致过度牵引,骨折端出现间隙,将会发生骨折不愈合。儿童的股骨干骨折多采用手法复位、小夹板固定,皮肤牵引维持方法治疗。较小的成角畸形及2cm以内的重叠是可以接受的,因为儿童骨的再塑造能力强,随着生长发育,逐渐代偿,至成人后可不留痕迹。

近年来,成人的股骨干骨折多采用手术内固定治疗。对于不愿意接受手术或存在手术禁忌证的,可行持续牵引 8～10 周。卧床期间,要加强肌肉收缩训练,预防肌肉萎缩、关节粘连和下肢深静脉血栓形成。床旁 X 线检查证实骨折愈合后,可逐渐下地活动。

(二)手术治疗

在以下情况需要进行手术治疗:①非手术疗法失败;②同一肢体或其他部位有多处骨折;③合并神经血管损伤;④老年人的骨折,不宜长期卧床者;⑤陈旧性骨折不愈合或有功能障碍的畸形愈合;⑥开放性骨折。

1.手术治疗方法

手术多采用钢板、带锁髓内钉、弹性钉内固定或骨外固定架固定。

(1)髓内钉:髓内钉固定可采取顺行或逆行置入。新型的髓内钉系统无论是顺行还是逆行,其主钉均为空心,而且都使用同一套器械。目前,顺行髓内钉固定依然是治疗的"金标准"。

(2)钢板固定:股骨干骨折切开复位内固定已有 100 多年的历史,优点是便于清创和血肿的清除,并可直接观察骨折处并精确复位。缺点是会增加失血量和破坏骨折处的血供,增加骨折不愈合和感染的机会。因为股骨本身承受的应力较高,所以使用钢板内固定失败的风险要高于髓内针固定。

(3)骨外固定架:骨外固定架主要用于股骨干骨折高危患者的临时固定。优点是安装便捷、简单,一般作为临时固定,最终的内固定应该在 14 天内进行。

目前常用的手术切口入路为股骨前外侧入路。前外侧入路可以显露股骨干全长,并可以与髋关节前外侧入路相连接,从而可以暴露整个股骨。自髂前上棘下方 5 cm 处至髌骨外缘连一直线,为手术切口,根据骨折的位置决定切口的长度及范围。手术的浅层分离为逐层切开皮肤及皮下组织,沿股直肌与股外侧肌之间的间隙钝性分离,将股直肌向内侧牵开,股外侧肌向外侧牵开,显露深层的股中间肌。深层分离为沿股中间肌纤维方向切开,直达股骨,切开骨膜,并钝性分离,即可显露股骨。

2.术后治疗

(1)股骨手术必须穿越较多的肌肉组织,所以术后渗出较多,术后应加强创口的护理,防止感染,注意无菌换药。

(2)术后应做好功能恢复练习,避免膝关节创伤性关节炎的发生。

(3)对于高龄患者应注意卧床产生的术后并发症,如肺炎、压疮、患肢的深静脉血栓、骨筋膜室综合征等。

第四节 髌骨骨折

髌骨骨折较常见,多发生于 30～50 岁男性。髌骨受直接暴力如撞伤而发生的骨折多为粉碎性骨折。髌骨受间接暴力如滑倒时,股四头肌突然强力收缩,可引起髌骨横形骨折。髌骨骨折造成的重要影响为伸膝装置连续性丧失及潜在的髌股关节失配。

一、移位特点

直接暴力引起的髌骨粉碎性骨折,常无明显移位。间接暴力引起的髌骨横形骨折,上骨折片受股四头肌牵拉向上移位,下骨折片受髌韧带附着,可向前旋转移位。

二、临床表现

髌骨骨折临床表现为受伤后膝关节前有压痛、肿胀、血肿和皮下淤血。有的新鲜髌骨骨折可触到横形凹陷,继而肿胀明显,不能触清髌骨轮廓,膝关节不能伸直,可伴有关节内积血。

边缘的髌骨骨折需与副髌骨相鉴别。副髌骨多在外上角,边缘整齐清晰,多为双侧性。

三、治疗

对髌骨骨折的治疗,应最大限度地恢复其关节面的形态,力争使髌骨骨折达到解剖复位,关节面平滑,给予较牢固内固定。早期活动膝关节,恢复其功能,防止创伤性关节炎的发生。

对无移位或移位较轻者,用长腿石膏托或管型固定患肢于伸直位 4～6 周。在此期间,练习股四头肌收缩,去除石膏托后,练习膝关节屈伸活动。而当髌骨骨折移位＞3 mm,关节面不平整＞2 mm,合并伸肌支持带撕裂骨折,最好采用手术治疗。对髌骨下极的粉碎性骨折,可手术切除远端骨折片。髌骨严重粉碎者,可行髌骨全切除术。

第五节　胫骨平台骨折

胫骨平台骨折约占全部骨折的 4%,其中以粉碎性骨折居多,闭合复位困难,可并发半月板损伤和韧带损伤。

一、解剖要点

胫骨平台位于胫骨近端干骺端之上,外形膨大,利于膝稳定,有较多的肌肉肌腱及韧带附着。其松质骨丰富,皮质骨薄,对抗高能量暴力的能力较差,胫骨平台上方为平台关节面,与股骨髁关节面相对应。

二、损伤机制

胫骨平台骨折主要为高速机动车辆事故和高处坠落所致。胫骨平台骨折源于直接的轴向压力,常合并有外翻或内翻应力及间接剪切应力。外力的方向、强度、位置以及受冲击的膝关节位置决定了骨折的类型、位置和移位。胫骨近端的关节外骨折,通常是由继发的股骨干骺端直接折弯应力所致。

三、分类

Schatzker 分类是目前胫骨平台骨折应用最广泛的分型(图 4-1)。①Ⅰ型:外侧平台劈裂骨折,胫骨外侧髁撕脱骨折导致楔形骨折块;②Ⅱ型:外侧平台劈裂压缩骨折,胫骨外侧髁劈裂并关节面塌陷;③Ⅲ型:外侧胫骨平台中央压缩,胫骨外侧髁缘完整;④Ⅳ型:内侧胫骨平台骨折;⑤Ⅴ型:双髁骨折;⑥Ⅵ型:双侧胫骨平台骨折并干骺端分离。AO 分类中,如果排除 A 型骨折,即干骺端的骨折,只考虑部分和全关节骨折,则 AO 分类也只有 6 种骨折:B 型,部分关节骨折(B1.单纯劈裂骨折;B2.单纯压缩骨折;B3.劈裂-压缩骨折);C 型,全关节骨折(C1.关节简单型,干骺端亦为简单型骨折;C2.关节简单型,干骺端复杂型骨折;C3.关节和干骺端都为复杂型骨折)。

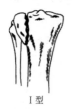 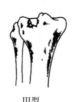 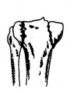 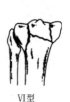

Ⅰ型　　Ⅱ型　　Ⅲ型　　Ⅳ型　　Ⅴ型　　Ⅵ型

图 4-1　Schatzker 分类

四、临床表现与诊断

胫骨平台骨折的患者,伤后会出现膝关节疼痛和肿胀,患者不能用患肢行走。关节内骨折常伴有积血,如伴有关节囊破裂,积血会外渗至周围皮下软组织。膝关节伤最初评估时,应包括可能的骨折和韧带损伤的局部压痛点。由于胫骨外侧髁松质骨密度高,多发生劈裂而不是压缩骨折,未能分散的能量传递到胫侧副韧带,因此常伴有胫侧副韧带损伤。韧带损伤在骨折急性期的初期检查中难于诊断,急诊可给予镇静药物,X线透视下行膝关节伸直位侧方应力试验,或全麻下透视检查。膝内翻或膝外翻松弛度>10°提示严重的关节压缩或韧带损伤。检查必须包括血管和神经功能的全面判断,应触摸腘动脉和胫后动脉,还应检查皮肤的毛细血管充盈情况,并与对侧相比较。必须在早期和随后的检查中排除小腿的骨筋膜室综合征,其不可忽略的早期征象包括严重疼痛、踝或足趾被动活动疼痛,X线检查可帮助明确诊断。CT检查已取代X线检查用于膝关节骨折的检查。CT图像的矢状面和冠状面重建能提高胫骨平台骨折诊断的准确性,并提示关节面的压缩情况。MRI检查可发现隐匿性骨折、半月板和交叉韧带损伤。

五、治疗

治疗胫骨平台骨折的目标如下。①使骨折愈合在关节面平整的正常对线关系上;②使患者恢复受伤前的功能水平;③避免并发症。

(一)非手术治疗

对于健康活跃的患者,非手术治疗只适用于移位很少(<2 mm)的稳定性骨折。非手术治疗包括早期牵引或夹板固定,待肿胀消退后使用支具,使患者开始在足够舒适的保护下行膝部活动。膝关节避免负重及早期关节在支架保护下活动也是有价值的治疗方法,在骨折愈合已足够抵抗骨折移位时(通常在8~12周后),患者可开始抗阻力的股四头肌锻炼和负重。

(二)手术治疗

胫骨平台骨折系关节内骨折,多主张早期手术治疗。骨折块大而移位很少的胫骨平台骨折可通过经皮内固定方法复位,可用影像学引导下放置经皮螺钉来治疗。影像学引导下经皮技术治疗骨折避免了更大的手术切口,不需要从骨表面剥离组织。对骨和软组织周围的额外损伤很小,有利于骨折愈合。但缺点是除非医师使用关节镜,否则无法直视观察关节结构。胫骨平台骨折伴中重度关节压缩或粉碎者,需要显露骨折以行开放复位和内固定。如果骨折只累及内侧或外侧胫骨平台(即Ⅰ、Ⅱ、Ⅲ和Ⅳ型),则在复位关节骨折后,建议使用1块支持接骨板固定骨折。累及双侧平台的胫骨平台骨折(Ⅴ和Ⅵ型)在关节面复位并固定后,需要重建胫骨的正确力线。内侧和外侧双接骨板是手术的一种选择,但需要显露胫骨近端的内侧和外侧关节面,存在使骨的很大部分失活的风险,骨折不愈合常见。更好的治疗方法是通过骨折线显露关节后,尽量少剥离骨膜,复位和固定关节面,可经皮拧入拉力螺钉以减少切口。也可用张力带钢丝将胫骨关节面固定到外固定环上。该环与一个或多个杆相连,后者通过半针和/或钢丝与胫骨相连。外固定环能够维持正确的轴向对线直到愈合。

六、并发症

手术治疗与非手术治疗均存在并发症,非手术治疗并发症多与长期卧床有关,如血栓形成、肺炎,另外腓总神经麻痹多发生于管形支具,胫骨近端骨牵引易导致针道感染。

(一)早期并发症

胫骨平台骨折术后感染是早期并发症中最严重的并发症,如螺钉或针与关节腔相通,则易导致化脓性关节炎。血管堵塞多发生于胫骨平台骨折术后,应用弹力袜、低分子肝素或华法林对深静脉血栓形成能起到预防作用,对高度怀疑血栓形成者应采用侵袭性治疗。

(二)远期并发症

远期并发症常见的包括内固定引起的疼痛、内固定失败、创伤性关节炎和畸形愈合。少见的并发症有腘动脉损伤、骨坏死、骨不连。

第六节　胫腓骨干骨折

胫腓骨干骨折在长骨骨折中最常见,约占全身骨折的12%。胫腓骨干双骨折、粉碎性骨折及开放性骨折居多,软组织损伤较重,治疗复杂。

一、解剖要点

(一)骨性结构

胫骨干上 1/3 呈三角形,下 1/3 略呈四方形,中 1/3 为三角形和四方形骨干的移行部,最细弱,为骨折好发部位。胫骨内侧面仅有皮肤覆盖,易发生开放性骨折。胫骨结节不与骨干轴线一致,稍靠外,定位髓内钉打入时应加以考虑。胫骨前缘的锐性胫骨嵴是骨折复位标志。胫骨髓腔呈不规则的三角形,髓腔狭窄部在中下 1/3 交界处。

(二)骨筋膜室

小腿深筋膜与胫腓骨及骨间膜形成 4 个骨筋膜室:前、外、后浅及后深骨筋膜室。前室包括胫骨前肌、趾长伸肌、趾短伸肌。外侧室包括腓骨长肌、腓骨短肌。后侧浅室包括腓肠肌、比目鱼肌、跖肌和腘肌。后侧深室包括趾长屈肌、趾短屈肌。小腿骨折并发血管及严重软组织损伤时,可引起骨筋膜室综合征。

(三)胫腓骨的血供

胫骨的血供来源于滋养动脉和骨膜血管。胫骨的滋养血管孔位于骨干中上段,靠近外侧嵴。胫骨干下段无肌肉附着,故下 1/3 骨折因局部血液循环不良,易发生延迟愈合或不愈合。

二、损伤机制

胫骨干骨折有多种损伤机制,可大致分为直接暴力和间接暴力。高能量损伤所致骨折的粉碎程度更重,相关软组织损伤更广,预后也更差。扭转骨折发生于足部固定而躯体扭转情况下,通常造成螺旋骨折,这类骨折多为低能量创伤所致,骨折稳定,移位较少,软组织损伤较轻。三点或四点折弯应力的直接损伤通常造成横形骨折或斜形骨折并伴楔形折块。折弯作用点间距越大,传导应力越大,骨及软组织的损伤也越严重。巨大外力作用于很小区域时,直接创伤也可造成碾挫伤,骨折多为粉碎性骨折并伴严重软组织损伤。

三、分类

胫骨干骨折有多种分型方法,用以判断预后及采取正确的治疗方法。通常将胫腓骨骨折分为单纯、蝶形和粉碎性骨折,并以此反映出其常见原因和机制。

Gustilo-Anderson 分型通常用于开放性骨折的软组织损伤。①Ⅰ型:清洁伤口,直径<1 cm;②Ⅱ型:裂伤,直径>1 cm,不伴广泛软组织损伤、撕脱;

③Ⅲ型分为3个亚型，ⅢA型：广泛裂伤（直径＞10 cm），局部软组织覆盖充足或高能量创伤，无论伤口大小；ⅢB型：广泛软组织缺损，需要局部或游离皮瓣覆盖，通常合并严重污染；ⅢC型：血管损伤，需要修复。

Tscherne分型用于闭合性骨折的软组织损伤。①0型：间接暴力损伤，不伴软组织损伤；②Ⅰ型：中低能量损伤，表浅擦伤或挫伤；③Ⅱ型：高能量损伤，显著的肌肉挫伤和皮肤深层擦伤及骨筋膜室综合征风险；④Ⅲ型：高能量损伤，伴有皮下脱套伤，有间隔血管损伤可能。

四、临床表现

胫腓骨骨干骨折临床表现为伤后局部肿痛，皮肤紧张、发亮或出现水疱，可有异常活动和畸形。开放性骨折可见骨折片外露。小儿青枝骨折表现为不敢负重和局部疼痛。如伤后小腿疼痛严重，肌肉有压痛，足背动脉搏动消失，足发凉、苍白或发绀，足趾不能活动，感觉障碍，可能为骨筋膜室综合征。X线检查要拍摄胫腓骨的全长，以防漏诊。

五、治疗

胫腓骨骨干骨折的治疗目的是恢复骨的连续性，不残留畸形及疼痛，恢复患者伤前的功能水平，避免出现死亡。骨折复位应着眼于恢复肢体长度和力线。

（一）非手术治疗

非手术治疗主要适用于稳定性骨折。保守治疗成功与否取决于闭合复位结果能否接受、骨折是否足够稳定以维持早期负重。骨折不稳定征象包括粉碎程度＞50%；初始移位＞50%，初始短缩＞15 mm；胫骨远端1/3的螺旋骨折。这些情况下，非手术治疗的不愈合及畸形发生率高于手术治疗。非手术治疗方法包括长腿石膏托、允许膝关节活动的髌腱负重支具和功能支具。复位后使用长腿石膏托或支具外固定，利用石膏塑形维持骨折对位、对线。跟骨骨牵引适用于骨折手法复位失败，软组织损伤严重，合并骨筋膜室综合征者。

（二）手术治疗

1.接骨板内固定

接骨板内固定多用于骨折相对稳定及软组织损伤较轻的骨折。目前，以动力加压接骨板为主，但因对骨折端解剖复位的追求，使骨折端软组织剥离，破坏血运。随着生物固定概念的钢板逐渐成熟，目前多主张采用有限接触动力加压接骨板、桥接接骨板、微创固定系统固定。由于胫骨内侧面仅有一层皮肤覆盖，缺少肌肉保护,高能量创伤形成的小腿骨折易出现皮肤破裂,或因钢板突起而造成滑囊炎。因此,习惯上均将接骨板置于胫骨前外侧肌肉下。

2.髓内钉内固定

髓内钉内固定可闭合穿针,不破坏骨折端软组织,能保持骨长度,控制旋转应力,骨折固定可靠,已广泛应用于闭合或开放性胫腓骨干骨折。锁定髓内钉分为静力锁定和动力锁定。静力锁定是在骨折远近端分别锁定,可使骨折处避免成角、压力、弯曲应力的影响。动力锁定是只锁定骨折远或近端,另一端不锁定,有利于骨折端间的紧密接触乃至加压。开放性骨折一期手术治疗慎用髓内钉内固定。

3.外固定器固定

外固定器固适用于易复位而不能维持对位的骨折、胫腓骨严重粉碎性骨折、开放性骨折伴有感染或合并骨段缺损需延长,以及作为简单内固定的辅助固定。治疗目标是以最小的损伤取得较理想的复位和早期功能恢复的效果。外固定器也是髓内固定存在禁忌证时的有效治疗手段,并可用于晚期并发症(如骨折不愈合、畸形愈合或骨髓炎)的治疗。

4.截肢

治疗胫骨严重毁损伤时,医师通常面临两难抉择:保肢或早期截肢。早期截肢的绝对指征是成人胫神经彻底断裂,碾挫伤后热缺血时间＞6小时。相对适应证包括严重的多发损伤、严重的同侧足部损伤和完全康复预期需要很长时间。

第七节　Pilon 骨折

胫骨 Pilon 骨折是累及负重关节面及干骺端的胫骨远端骨折。干骺端不同程度的压缩、粉碎性骨折,其高度的不稳定、关节软骨的原发性损伤是 Pilon 骨折的特征。

一、受伤机制及分类

Pilon 骨折常发生于高处坠落和机动车肇事的高能损伤。在不同程度的轴向负荷上发生的外旋、外翻、背伸应力等低能量创伤也可引起 Pilon 骨折。由于胫骨前缘受到撞击造成内踝的垂直骨折,继而外踝发生骨折,最后后踝出现水平骨折。轴向负荷的作用在高能量骨折中更为突出,距骨对胫骨关节面的撞击会造成胫骨骨折。爆裂的关节面可嵌入胫骨远端干骺端。骨折发生时,足的位置决定了关节面损伤的部位,应注意高能量骨折中周围软组织的损伤情况。Pilon骨折的不同治疗结果可通过这2种不同的病理机制得到部分解释。首先出现的踝关节的旋转可以在关节形成剪切应力,继而出现轴向负荷,可造成关节软骨的挤压损伤。有时骨折已经解剖复位,但其预后仍较差,可能是关节软骨损伤所致。

二、临床表现与诊断

疼痛、肿胀、畸形、关节的骨擦音及负重功能丧失是急性Pilon骨折的主要症状和体征。由于Pilon骨折多为高能量暴力损伤,查体时应首先注意有无合并损伤,了解受伤时足的位置、暴力类型、局部软组织、皮肤及神经血管情况。常规行X线检查摄踝关节正侧位及显示胫骨前内侧及后外侧关节面的外旋45°位X线片,根据X线片不难诊断。CT检查有助于了解骨折形态、骨折块数量及移位情况,便于判断骨折类型。

三、治疗

Pilon骨折的治疗目的具体如下。①重建关节面的适配性;②在保证力线与对位良好的情况下,达到骨折干骺端与骨干的坚强固定;③防止出现医源性并发症,使下肢功能尽快恢复到伤前水平。

(一)非手术治疗

非手术治疗适用于无移位骨折或全身情况较差不能耐受手术者,以及可作为为延期手术做准备的治疗。包括石膏外固定、跟骨牵引和闭合复位穿针外固定。

(二)手术治疗

手术治疗适用于开放性骨折,骨折明显移位或嵌插、缺损,伴有神经、血管损伤,轴向对线不良,关节面骨折块移位＞2 mm者。开放性骨折就诊时间早或出现骨筋膜室综合征的患者均应急症手术。绝大多数Pilon骨折适合手术治疗。目前,一个重要的治疗理念是一期行临时外固定,待软组织肿胀消退后,延期行关节面的重建。在保证下肢长度和力线的同时,跨关节的框架式外固定架还可以允许患者早期活动,并且易于观察、处理软组织的伤情。切开复位接骨板和螺钉内固定适用于软组织条件较好的骨折,严重粉碎、软组织情况较差的患者,可外固定支架结合有限切开内固定,以减少对软组织损伤,保护血液循环,并整复固定关节面。而对于严重粉碎、伴有大块骨缺损或严重软组织损伤的患者宜采用外固定支架,保证长度、骨折对线及软组织修复,待二期进一步治疗。严重毁损伤可考虑采取截肢术。关节内骨折的患者在术后 8 周内禁止负重,8 周后可以部分负重,3 个月后可尝试完全负重。

第八节　踝部骨折

踝部骨折是骨科常见的损伤。踝关节的关节面比髋、膝关节的关节面小,但负担的重量与活动却很大,故易发生损伤。踝部骨折占全身骨折的 3.83%,多见于青少年。

一、病因

本病主要是由于外伤性因素引起,可有各种不同的情况。

(一)内翻(内收)型骨折

内翻(内收)型骨折可分Ⅲ度。

(1)Ⅰ度:单纯内踝骨折,骨折缘由胫骨下关节面斜向内上,接近垂直方向。

(2)Ⅱ度:暴力较大,内踝发生撞击骨折的同时,外踝发生撕脱骨折,称双踝骨折。

(3)Ⅲ度:暴力较大,在内外踝骨折的同时距骨向后撞击胫骨后缘,发生后踝骨折(三踝骨折)。

(二)外翻(外展)型骨折

外翻(外展)型骨折按骨折程度可分为Ⅲ度。

(1)Ⅰ度:单纯内踝撕脱骨折,骨折线呈横形或斜形,骨折面呈冠状,多不移位。

(2)Ⅱ度:暴力继续作用,距骨体向外踝撞击,发生外踝斜形骨折,即双踝骨折。如果内踝骨折的同时胫腓下韧带断裂,可以发生胫腓骨下端分离,此时距骨向外移位,可在腓骨下端相当于韧带联合上方,形成扭转外力,造成腓骨下 1/3 或中 1/3 骨折,称为 Dupuytren 骨折。

（3）Ⅲ度：暴力过大，距骨撞击胫骨下关节面后缘，发生后踝骨折，即三踝骨折。

（三）外旋骨折

外旋骨折多发生在小腿不动足部强力外旋或足不动小腿强力内转时，距骨体的前外侧挤压外踝前内侧，造成腓骨下端斜形或螺旋形骨折，外旋骨折亦可分成Ⅲ度。①Ⅰ度：骨折移位较少，如有移位，其骨折远端为向外、向后旋转。②Ⅱ度：暴力较大，发生内侧副韧带断裂或发生内踝撕脱骨折，即双踝骨折。③Ⅲ度：强大暴力，距骨向外侧移位，并向外旋转，撞击后踝，发生三踝骨折。

（四）纵向挤压骨折

纵向挤压骨折多由于高处坠落，足跟垂直落地，导致胫骨前缘骨折，伴踝关节向前脱位。如果暴力过大，可造成胫骨下关节面粉碎性骨折。严重外伤导致三踝骨折时，踝关节完全失去稳定性并发生显著脱位，称为 Pilon 骨折。

二、踝关节的三柱理论

踝关节从矢状面可分为外侧柱、中间柱和内侧柱 3 个解剖柱。X 线片影像上外侧柱为腓骨和胫骨的远端外侧 1/3，中间柱为胫骨远端的中 1/3，内侧柱为内踝部分。外侧柱由腓骨、下胫腓前韧带 Chaput 结节、下胫腓后韧带、胫腓横韧带、骨间韧带等组成。三柱相互支撑、互为一体，共同组成了稳定的踝关节。

三、临床表现

踝部骨折临床表现为踝部受伤后，局部肿胀明显，出现内翻或外翻畸形，关节活动障碍，检查可在骨折处扪及局限性压痛，踝关节正位、侧位 X 线检查可明确骨折的部位、类型、移位方向。此外，需检查腓骨全长，若局部有压痛，应补充 X 线检查，以明确是否存在高位腓骨骨折。

四、影像学检查

X 线和 CT 检查有利于本病的诊断。

（一）X 线检查

对于应力骨折明显时，X 线片显示骨皮质断裂，有的可见骨膜增厚。若骨折早期仅局限在骨皮质内或骨膜增厚不明显，X 线片容易漏诊。X 线检查只能发现较大的撕脱骨块，对关节周围的血肿和关节腔内的积液、积血以及腱鞘囊肿，行 X 线检查也难以发现。

(二)CT 检查

CT 扫描分辨率高,可清晰地显示骨皮质断裂及骨小梁走行情况,轻微的骨膜反应也可显示。CT 扫描可清晰显示骨折所致的关节囊积液、腱鞘囊肿和微小的撕脱骨块,以便临床医师及时处置。

五、诊断

本病诊断时,应根据外伤史、临床症状及 X 线片显示的骨折类型,分析造成损伤的机制。

六、治疗

(一)无移位骨折

无移位骨折通常用小腿石膏固定踝关节于背伸 90°中立位,1～2 周待肿胀消退,石膏松动后,可更换 1 次,石膏固定时间一般为 6～8 周。

(二)有移位骨折

1.手法复位外固定

手法复位的原则是采取与受伤机制相反的方向,手法推压移位的骨块使之复位。如为外翻骨折则采取内翻的姿势,足部保持在 90°背伸位,同时用两手挤压两踝使之复位。骨折复位后,使用小腿石膏固定 6～8 周。

2.手术复位内固定

踝部骨折的治疗,应要求解剖复位,对手法复位不能达到治疗要求者,仍多主张手术治疗。

(1)适应证:手法复位失败者;内翻骨折,内踝骨折块较大,波及胫骨下关节面 1/2 以上者;外翻外旋型内踝撕脱骨折,尤其是内踝有软组织嵌入;胫骨下关节面前缘存在大骨折块;后踝骨折手法复位失败者;三踝骨折;陈旧性骨折,继发创伤性关节炎,影响功能者。

(2)手术原则:一般原则为踝穴要求解剖对位;内固定必须坚强,以便患者进行早期功能锻炼;须彻底清除关节内骨与软骨碎片;手术应尽早施行。

(3)对不同部位骨折采用的方法:对内踝撕脱骨折,用螺钉固定即可,如螺钉达不到固定要求,可用克氏针与钢丝行 8 字张力带加压固定;对外踝骨折,可用螺钉固定,如腓骨骨折面高于下胫腓联合及骨折面呈斜形者,可用钢板或加压钢板固定;对后踝骨折,且波及胫骨下端关节面的 1/4 或 1/3,此时手法复位较为困难且不稳定,一般应开放性复位,螺钉内固定。

第九节　跟骨骨折

跟骨骨折以足跟部剧烈疼痛,肿胀和瘀斑明显,足跟不能着地行走,跟骨压痛为主要表现。本病成年人较多发生,常由高处坠下或挤压致伤。跟骨骨折经常伴有脊柱骨折,骨盆骨折,头、胸、腹部创伤,初诊时切勿贻误。跟骨为松质骨,血液循环供应比较丰富,骨不连者甚少见。但如骨折线进入关节面或复位不良,后遗创伤性关节炎及跟骨负重时疼痛者很常见。

一、病因

跟骨骨折为跗骨骨折中最常见者,约占全部跗骨骨折的60%。多由高处跌下,足部着地,足跟遭受垂直撞击所致。

(一)跟骨结节纵行骨折

跟骨结节纵行骨折多为高处跌下时,足跟外翻位结节底部着地,结节的内侧隆起部受剪切外力所致。此类骨折很少移位,一般不需处理。

(二)跟骨结节水平(鸟嘴形)骨折

跟骨结节水平(鸟嘴形)骨折为跟腱撕脱骨折的一种,如撕脱骨块小,不致影响跟腱功能。如骨折片超过结节的1/3,且有旋转、严重倾斜或向上牵拉严重者,可手术复位,螺钉内固定。

(三)跟骨载距突骨折

跟骨载距突骨折为足内翻位时,载距突受到距骨内下方冲击而引起,极少见。此类骨折一般移位不多,如有移位可用拇指将其推归原位,用短腿石膏固定4～6周。

(四)跟骨前端骨折

跟骨前端骨折较少见。损伤机制为撞击时前足强烈内收加上跖屈而致。此类骨折应摄X线斜位片,以排除跟骨前上突撕裂骨折的可能,骨折后行短腿石膏固定4～6周即可。

(五)接近跟距关节的骨折

接近跟距关节的骨折为跟骨体的骨折,损伤机制亦为高处跌下跟骨着地或足跟受到从下向上的反冲击力而引起。骨折线为斜形。X线片正面看,骨折线由内后斜向前外,但不通过跟距关节面。因跟骨为松质骨,所以在轴线位可看到跟骨体两侧增宽;侧位像示跟骨体后一半连同跟骨结节向后上移位,使跟骨腹部向足心凸出,成摇椅状。

二、临床表现

跟骨骨折后临床表现具体如下。

(1)外伤后足跟疼痛,不能站立、行走。

(2)局部肿胀、压痛、畸形或摸到骨擦感。

三、影像学检查

跟骨骨折后常可在跟骨侧位X线片上看到两个角发生改变。①跟骨结节关节角(Bohler角,图4-2):常为25°～40°,由跟骨后关节面最高点分别向跟骨结节和前结节最高点连线所形成的夹角。②跟骨交叉角(Gissane角):跟骨外侧沟底向前结节最高点连线与后关节面连线所形成的夹角,正常为95°～105°。

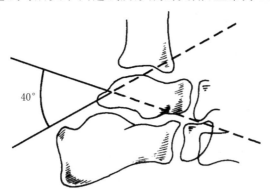

图 4-2 跟骨结节关节角(Bohler角)

X线检查(包括正、侧位及跟骨轴线位片)一般即可明确诊断,诊断困难者可行CT扫描或MRI检查,尤其是CT扫描在该骨折分型诊断及预后判定上作用较大。

本病的辅助检查方法主要是影像学检查,其主要表现为跟骨前突骨折;跟骨结节的垂直骨折;载距突骨折;跟骨压缩性骨折;跟骨粉碎性骨折。

四、诊断

患者足跟可极度肿胀,踝后沟变浅,整个后足部肿胀压痛,易被误诊为扭伤。X线检查除摄侧位片外,应拍跟骨轴线位片,以确定骨折类型及严重程度。此外,跟骨属松质骨,压缩后常无清晰的骨折线,有时不易分辨,常须依据骨的外形改变、结节-关节角的测量,来分析骨折的严重程度。仅个别病例需行 CT 扫描或 MRI 检查。

五、治疗

(一)非手术治疗

1.无移位的跟骨骨折

无移位的跟骨骨折包括骨折线通向关节者,可用小腿石膏托制动 4～6 周。待临床愈合后即拆除石膏,用弹性绷带包扎,促进肿胀消退。同时可作功能锻炼,但下地行走不宜过早,一般在 12 周以后进行。

2.有移位的骨折

有移位的骨折如跟骨纵行裂开、跟骨结节撕脱骨折和跟骨载距突骨折等,可在麻醉下行手法复位,然后用小腿石膏固定于功能位 4～6 周。跟骨后结节骨折需固定于踝关节跖屈位。

3.60 岁以上老年人的严重压缩粉碎性骨折

60 岁以上老年人的严重压缩粉碎性骨折采用功能疗法。即休息 3～5 天后用弹性绷带包扎局部,再进行功能锻炼,同时辅以理疗、按摩等。

(二)手术治疗

1.跟骨舌状骨折、跟骨体横形骨折波及关节并有移位者

跟骨舌状骨折、跟骨体横形骨折波及关节并有移位者可在麻醉下用施氏针撬拨复位,再用小腿石膏固定于踝关节轻度跖屈位 4～6 周。

2.有移位的跟骨横形骨折、舌状骨折及跟骨后结节骨折

有移位的跟骨横形骨折、舌状骨折及跟骨后结节骨折应行切开复位,加压螺钉内固定。术后使用石膏固定于踝关节功能位 4～6 周。

3.青壮年的跟骨压缩骨折甚至粉碎性骨折

青壮年的跟骨压缩骨折甚至粉碎性骨折早期即行切开复位并植骨,以恢复跟骨的大体形态及足弓,视情况用或不用内固定。术后用小腿石膏固定 6～8 周。

4.跟骨严重粉碎性骨折

跟骨严重粉碎性骨折目前多主张先行功能疗法,以促进水肿消退,预防肌腱、关节粘连。待后期出现并发症时,再行足部三关节融合术。

第十节　距骨骨折

距骨骨折较少见,但并发症较多,这与距骨无单独的营养血管及距骨表面约有 3/5 为关节软骨所覆盖,骨折时多波及关节面等有关。距骨骨折多发生在距骨颈部,多因间接外力引起。如由高处坠地,前足过度背屈时,胫骨前下缘可将距骨颈压断;足过度跖屈时,胫骨后下缘可将距骨后突撞断。

一、移位特点

距骨颈及体部骨折时,骨折线垂直位于颈、体之间,移位多不明显;严重者可发生跟距关节脱位。距骨后突骨折时,骨折片一般较小,稍向后向上移位。

二、临床表现

距骨骨折临床表现为局部疼痛和肿胀均较明显,有时可有皮下淤血。距骨后突骨折需与距后副骨鉴别,后者通常边缘整齐,且为双侧性。

三、治疗

距骨后突骨折无移位者,用短腿石膏固定踝关节于 90°背伸位 4～6 周即可。距骨颈骨折无移位,小腿石膏固定 8～12 周即可,但 4～6 周内不可负重,以防距骨发生无菌性坏死。骨折有移位时,应手法复位,短腿石膏固定 3 周,改为踝关节中立位固定 6～8 周,固定期不宜过早负重。手法复位不成功,可切开复位,用螺钉内固定。未能复位之陈旧性骨折,可行跟距关节融合术。

第十一节　跖骨、趾骨骨折

跖骨与趾骨骨折在临床上十分多见,约占全身骨折的 7%,其中 2/3 为趾骨骨折,1/3 为跖骨骨折,籽骨骨折则极为少见。骨折后的症状主要表现为足背部肿胀,足尖负重障碍和用足跟步行等特点。皮下出血多者,足背部可呈现高度肿胀。

一、病因

直接暴力,撞击、扭伤及传导而来的间接外力均可导致跖骨、趾骨骨折。

二、临床表现

跖骨、趾骨骨折的临床表现主要为局部疼痛、畸形、压痛等症状;X线检查可明确骨折的部位、类型及移位方向。

三、检查

跖骨、趾骨骨折无相关实验室检查。X线片可显示骨折,但行军骨折在2周后方能显示骨折,且有骨膜增生反应。

四、诊断

跖骨、趾骨骨折的诊断比较容易,其外伤史比较明确,且该骨骼表浅,易于检查,加之X线片显示一般较清晰。但跖骨基底部裂缝骨折可因X线投照角度不当而难以辨认,此时应以临床诊断为主。

五、治疗

根据骨折有无移位及复位情况,酌情选择相应的治疗措施。

(一)无移位的骨折

可获得满意复位的无移位跖骨、趾骨骨折患者可在伤后或复位后,患肢以小腿石膏或短靴石膏固定4～6周。

(二)有移位的骨折

1.跖、趾骨头跖曲移位

跖、趾骨头跖曲移位可行开放复位,如局部嵌插稳定时,仅辅以石膏外固定;对合后仍不稳定者,则需用克氏针交叉固定,7～10天后拔除,再换小腿石膏制动。

2.跖、趾骨干骨折

跖、趾骨干骨折一般移位无需手术,严重错位,尤其是影响足弓者则需切开复位,而后视骨折线形态选用钢丝、克氏针或螺钉固定。

3.第五跖骨基底部骨折

第五跖骨基底部骨折仅极个别患者需行切开复位内固定术(小螺钉或克氏针等),术后仍需辅以石膏制动。

4.行军骨折

行军骨折症状较轻者可行弹性绷带固定及适当休息3～4周,骨折线明显者则需石膏固定。

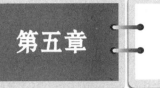

脊柱损伤

第一节 颈椎损伤

颈椎常因强力过度屈、伸、压缩而引起骨折或骨折合并脱位,常累及颈部脊髓而造成高位截瘫,甚至危及生命。其死亡率较高,尤其是损伤平面高于第四颈椎平面者。颈椎损伤多发生于第五颈椎,其次为第一、二颈椎间。伤后无神经症状者易漏诊,或待数月后出现脊髓或脊神经受压症状时才被发现。

一、寰椎骨折

寰椎为第一颈椎,外观呈椭圆环形,无椎体,环形两侧增厚变粗,形成侧块,侧块上的椭圆形凹陷与颅底的枕踝构成寰枕关节;前弓后面的中部有关节面与枢椎的齿状突后面构成寰齿关节,由寰椎两侧块间的横韧带和关节囊维持其稳定性。后弓与横韧带间容纳脊髓,寰椎矢状径大约 3 cm,其中齿状突约占 1 cm,脊髓约占 1 cm,尚有的缓冲间隙为 1 cm。前后弓与侧块相接处骨质较纤弱,是骨折的好发部位。

当冲击力作用于头顶,通过枕骨将寰椎挤压于枢椎之间,寰椎两侧块可自前弓、后弓薄弱处断裂而向两侧分离,或成为前弓、后弓的骨折。

(一)临床表现和诊断

寰椎骨折临床表现及诊断具体如下。

(1)头顶有承受纵向暴力的外伤史。

(2)头顶肿胀、压痛,可有头皮裂伤,枕大神经分布区可有感觉异常。患者常手托下颏,颈部活动受限。

(3)咽后壁痛,张口检查咽部有时可触及移动的前弓。

(4)X线检查:摄侧位或颌顶位片,可见骨折部位及移位情况。应与先天性寰椎发育不全或缺损相鉴别。

(5)CT检查可明确诊断。

(二)治疗

(1)寰椎骨折无脊髓症状者,卧床,头两侧置砂袋维持中立位。观察2～3天,症状无变化,则包头、颈、胸行石膏固定或 Halo-vest 支架外固定。操作时需慎重,不可使头颈屈曲或旋转,至少需固定3个月。

(2)骨折移位明显,或有颈脊髓损伤症状时,则行颅骨牵引、颈椎复位。后期颈椎如上述包石膏固定。

(3)经长期固定而骨折不愈合者,考虑行枕骨与寰-枢椎后路融合术。

二、寰椎脱位

寰椎的稳定性依赖于侧块间的横韧带。当头颅后上方受暴力撞击时,可发生寰椎脱位,重者可因延髓受压而立即死亡。寰椎脱位有3种情况:①横韧带断裂,脊髓受压常较重。②齿状突基底骨折,寰椎与齿状突同时移位,脊髓受挤压可较轻。③自发性脱位系病理性脱位,如可继发于舌咽脓肿、扁桃腺炎、淋巴结结核,常见于6～12岁儿童。成人则可见于患强直性脊柱炎者,为局部炎症充血,横韧带松弛所致。很少引起急性颈脊髓受压症状。

(一)临床表现和诊断

寰椎脱位的临床表现和诊断具体如下。

(1)外伤病史,有助诊断。

(2)头部旋转受限并有疼痛;头向前倾,张口有一定困难;咽部受压,语音发浊。

(3)脱位明显者,可出现脊髓受压或瘫痪症状。寰椎脱位漏诊者,可于伤后逐渐加重脱位程度,经数月后出现瘫痪。

(4)颈后寰椎与枢椎棘突处有压痛,张口检查可见咽后壁凸起。

(5)X线检查:于侧位片观察寰椎前弓与齿突间距离,正常成人≤2.5 mm,儿童≤4.5 mm。正位片一般无明显移位,正常时,寰椎侧块与齿突间隙≤2 mm。需注意14岁以下儿童在屈颈时寰椎可有轻度前倾,为正常现象,不应诊断为半脱位。

(6)CT检查可明确诊断。

(二)治疗

(1)无脊髓受压症状者,可经牵引手法复位,包头、颈、胸行石膏固定,或行 Halo-vest 支架外固定,持续 2～3 个月。固定期间应定期行 X 线检查。

(2)无脊髓受压症状者亦可卧床行持续牵引治疗。

(3)有脊髓压迫出现瘫痪症状者可牵引复位,必要时手术治疗,在解除脊髓压迫的同时行枕骨及枢椎间关节融合术。有时还需扩大枕骨大孔以充分减压。枢椎齿状突骨折无脱位或复位满意后,亦可经颈椎前路用空心螺钉固定。

(4)自发性寰椎脱位常伴有痉挛性斜颈,可用颅骨牵引整复,然后包石膏固定。并施行药物治疗控制炎症,待原有疾病治愈或被控制。石膏固定需 3 个月或更长,以后换用围领再固定一段时间,维持至症状完全解除。

(5)若寰椎脱位复位后过一定时期又出现不稳定症状,或再发生半脱位时,可施行寰-枢椎后路融合术。

三、寰椎、齿状突骨折脱位

枢椎齿状突骨折后可随寰椎一同向前移位,于是对颈脊髓的压迫较单纯寰椎脱位者轻。经过复位处理后,患者有可能完全恢复。

其诊断与治疗与寰椎脱位相同。行 X 线检查时应注意齿状突骨骺可能为先天性未愈合,不是齿状突基底部骨折。若枢椎齿状突骨折不愈合导致颈椎不稳定时,可于后期行寰-枢椎后路融合术。

有少数头颈部过伸性损伤可使寰椎与齿状突发生骨折移位,因其是向后方移位,所以对颈脊髓的压迫也较轻。行头前屈整复脱位后,行包头、颈、胸石膏固定及经颈椎前路用空心螺钉固定齿状突。

四、寰椎、枢椎过伸性骨折脱位

在头颈部过伸性损伤中,有时发生寰椎与枢椎同时骨折并向后移位。一般此类骨折是位于椎弓处,脊髓受压等损伤亦较轻。可行牵引,包头、颈、胸石膏固定,持续 3 个月。无明显脊髓损伤症状时,一般无须手术治疗。对椎弓不愈合者,行后路第一至三颈椎植骨融合术或椎弓根螺钉内固定。

五、第三至七颈椎骨折与脱位

第三至七颈椎皆为同一形状的结构。最常发生骨折与脱位的是第五颈椎上、下,绝大多数是由屈曲损伤造成。

(一)分类

1.椎体压缩骨折

椎体压缩骨折常发生于第五颈椎。如锥体压缩程度不大,一般属稳定性骨折,颈脊髓不受损害。锥体压缩程度大时,棘突间韧带可能被撕裂。

2.颈椎半脱位

颈椎半脱位较多见,从 X 线侧位片可看到程度不同的半脱位,实际是后方韧带断裂引起的不稳定性损伤。颈椎半脱位可引起脊髓神经根损伤症状,如上肢放射痛。

3.颈椎棘突骨折与脱位

颈椎棘突骨折与脱位是与单纯颈椎脱位相似的损伤。X 线侧位片仅可显示颈椎脱位与棘突骨折,实际尚有韧带断裂,属不稳定性损伤,可累及脊髓。

4.颈椎骨折脱位及关节交锁

颈椎的骨折脱位除骨折有不同形式外,脱位至一定程度,上位颈椎的下关节突滑过下位颈椎的上关节突,互相卡住,形成交锁状态,不易复位,且易造成颈脊髓损伤。

5.颈椎过伸性损伤

颈椎过伸性损伤常见于成人,多由于车祸、跳水等撞击前额部引起。老年人行动不灵便,常跌倒而引起此种损伤。颈椎过伸性损伤可发生前纵韧带断裂,重者发生椎弓与棘突骨折,累及颈脊髓。但后侧韧带群往往保持完整,属于稳定性骨折。

6.挥鞭样损伤

挥鞭样损伤或称暂时性脱位,常见于快速行驶的车辆突然刹车,乘员无防备而致头颈骤然甩动,造成颈椎脱位后又立即复位。此类损伤可引起脊髓严重损害,如高位截瘫,但 X 线检查无明显异常。行颈椎屈、伸位动态 X 线检查,可见损伤平面的颈椎关系有异常改变。

(二)临床表现和诊断

此类骨折与脱位具体的临床表现和诊断如下。

(1)有头顶受冲击、颈椎过分屈曲的损伤史。过伸性损伤则可在前额有伤痕。

(2)颈部活动受限,颈后有局限性棘突压痛。

(3)可有不同程度的颈脊髓神经损伤表现。

(4)侧位颈椎 X 线片可证实骨折脱位情况。一般除椎体排列失常外,常可见棘突间距离增大。应注意患者因疼痛引起颈部肌肉痉挛,有时下颈椎被肩部遮掩,于行 X 线检查时可牵引两上肢向下使肩部降低。挥鞭样损伤脱位的颈椎可自行复位,X 线片上无明显异常,但可有软瘫等严重症状。应在慎重保护下,摄颈椎屈、伸位侧位片,观察是否有颈椎不稳定现象。有时需摄斜位片,观察一侧关节突脱位情况。对过伸性颈椎损伤,有时仅只某一颈椎前下缘有一小撕脱骨片,应结合损伤史加以考虑。行 MRI 检查可明确颈脊髓损伤程度。

(三)治疗

(1)颈椎稳定性骨折无脱位时,如椎体压缩骨折不超过其高度 1/2,后方各组韧带无断裂者,可卧床观察数天。若病情无改变,则视骨折情况用软围领或石膏固定,持续 1～3 个月。固定期间可起床活动。

(2)不稳定性骨折脱位:骨折脱位有后组韧带断裂,椎体压缩>1/2 者,以及椎体粉碎性骨折等,需先行伸直复位,可用较大重量牵引复位,然后用小重量维持,以颅骨牵引为优。在牵引复位时可逐渐加大重量,如 8～9 kg,一般在 48 小时内可整复。超过 48 小时无效者,可于全麻下手法帮助复位,复位后至少固定 3 个月。也可先牵引 4～6 周,然后换石膏围领或包头、颈、胸石膏固定,维持至牢固愈合,需 3～4 个月。

(3)有关节突交锁者,早期用大重量颅骨牵引复位。但需在 X 线检查下慎重进行,以免加重脊髓损伤。复位困难时,最好行手术复位,必要时可切除一侧关节突。

(4)牵引复位失败,或不宜行过伸牵引复位者,可行手术切开复位,同时行颈椎融合术。手术时机以受伤 8 小时以内为宜。

(5)后期出现颈椎不稳及持续疼痛者,可行颈椎融合术,除后路椎板间植骨融合外,也可经前路行椎体间植骨融合。

(6)出现神经系统损伤症状者,包括轻度神经功能障碍以至高位截瘫,不论程度如何,均应尽早手术治疗,整复骨折脱位,解除脊髓压迫。尽可能在 3 天内手术,以伤后 8 小时之内为最佳。根据情况行颈前路减压术、颈后路椎板切除减压术,同时尽早用甲基强的松龙行冲击疗法。

第二节　胸腰椎损伤

一、发病机制与分类

(一)屈曲压缩骨折

Ferguson 把屈曲压缩骨折分为 3 度。

(1)Ⅰ度骨折:为单纯椎体前方楔形压缩,压缩≤50%,中柱与后柱完好,是稳定性骨折。

(2)Ⅱ度骨折:是椎体楔形压缩伴后柱韧带复合结构破裂,X 线片上可见到棘突间距加宽,可伴有关节突骨折或半脱位,属不稳定性骨折。

(3)Ⅲ度骨折:是前、中、后三柱均破裂,椎体后壁虽不受压缩,但椎体后上缘破裂,骨折片旋转进入椎管,可致截瘫,属不稳定性骨折。

(二)爆裂性骨折

爆裂性骨折在受伤的瞬间脊柱处于直立位,垂直压缩暴力致椎体粉碎,伤椎前柱与中柱崩溃,椎体的骨折块向四周裂开,椎体后壁之高度也降低,椎体后壁骨片膨出或倾斜进入椎管,常致硬脊膜前方受压,但后纵韧带有时仍完整。后柱亦可受累,椎板发生纵行骨折,两侧椎弓根的距离加大,属不稳定性骨折。

(三)屈曲牵张性损伤

此类损伤的典型损伤机制为患者乘高速汽车,腰系安全带,在撞车的瞬间,患者躯体上部急剧向前移动并前屈,以前柱为枢纽,后柱、中柱受到牵张力而破裂张开,此类损伤也常见于从高处坠落或站立时背部受到撞击等,属不稳定性骨折。

(四)屈曲旋转型骨折脱位

前柱受到压缩力与旋转力作用,中柱与后柱受到牵张力与旋转力作用,通常是椎体骨折伴有关节突骨折或脱位,下一椎体的上缘有薄片骨折随上椎体向前移位,椎体后方骨折片可进入椎管,患者脊柱极不稳定,几乎均伴有脊髓或马尾损伤。

(五)剪力型脱位

剪力型脱位是垂直于脊柱纵轴的水平暴力造成,椎体可向前、向后或侧方移位,亦可因过伸使前纵韧带断裂,常有硬脊膜撕裂和瘫痪,属不稳定性骨折。

二、临床表现与诊断

(一)病史

胸腰椎损伤多有暴力打击、高处坠落、车祸等外伤史。产后哺乳的妇女及老年人即使轻微坐跌也易发生压缩骨折。原有的颈椎退行性变、结核或肿瘤也可因轻微暴力发生病理性骨折。

(二)症状体征

胸腰椎损伤的主要症状体征包括疼痛、神经根、脊髓症状。外伤后局部损伤及出血、水肿造成疼痛及运动功能受限,如损伤累及一侧神经根时会引起放射性疼痛。脊髓的损伤可表现出不同类型,可立即出现脊髓休克,损伤平面以下出现运动障碍和感觉障碍,腱反射消失,损伤平面的棘突压痛和台阶样体征对损伤定位诊断有帮助。

(三)影像学检查

在 X 线检查中,应明确如下问题:①损伤椎体改变为前楔形压缩骨折,应明确压缩程度如何;②有无脱位及脱位程度,从椎体后缘线开始计算;③椎管矢状径改变,例如爆裂性骨折椎体骨块后移程度;④脊柱后突角的度数;⑤有无棘上、棘间韧带损伤;⑥有无椎板、关节突、横突、棘突骨折;⑦判断陈旧性脊椎损伤有无不稳定,应摄损伤节段脊柱的前屈与后伸位 X 片。

CT 检查可以显示 X 线片不清楚的问题,特别是椎体后缘骨折块,即 Denis 中柱损伤,向椎管内移位程度,关节突骨折移位,椎板骨折下陷突入椎管的程度,均可清晰显示。MRI 检查可清晰显示脊椎、椎间盘、黄韧带、椎管内出血及脊髓改变。

三、治疗

(一)保守治疗

1.适应证

适应证包括不伴有神经症状的稳定型脊柱骨折,如椎体前部压缩<50%且不伴有神经症状的屈曲压缩骨折、脊柱附件单纯骨折。

2.治疗方法

(1)卧硬板床,在伤椎的后侧背部垫软垫,根据椎体压缩和脊柱后凸的程度及患者耐受情况,逐步增加软垫厚度,并行腰背肌功能锻炼(图 5-1),一般需卧床3~4 周。

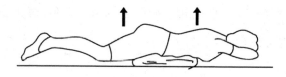

图 5-1 腰背肌功能锻炼

（2）三点复位法、两桌复位法或悬吊过伸牵引法复位后，立即用石膏背心固定，现已少用。

不提倡过早下地负重，因为有畸形复位的可能，尤其是老年骨质疏松症患者。临床上出现的慢性脊柱不稳定者，大多源于此，轻症者也多遗留慢性腰背痛。

（二）手术治疗

1.适应证

（1）椎体失稳。对于不稳定的脊椎损伤应采用切开复位，复位后仍存在不稳定者，需行植骨内固定维持脊椎的稳定性，防止一些不稳定骨折逐渐发生后凸畸形加重、迟发性脱位、晚期神经症状等情况。

（2）椎管狭窄。

（3）脊髓损伤。

此外，手术的另一目的是恢复椎管的管径和解除脱位造成的脊髓受压，有时在脊柱总体复位后，可能仍有椎体、骨片或破碎的椎间盘组织移位侵占椎管。

2.手术时机

在手术复位的同时常需行椎管探查。受伤 10 天内手术，多数病例可获解剖复位，因此，应抓紧时机尽早手术，2～3 周以后则很难获得满意的复位。3 周以后为陈旧性骨折，很难单纯从后路手术获得整复，宜选用前路手术。有脊髓损伤患者，尽早手术减压，同时进行脊柱稳定性重建。

3.手术方法

（1）前路手术。①经胸入路：可显露第四至十二胸椎椎体，分开膈肌脚后可显露第一腰椎椎体，适用于第五至十一胸椎的骨折。②经胸-腹后途径，适用于第十二胸椎，第一、二腰椎的骨折，顺第十肋作切口，切口前方顺延到肋缘。若需同时显露第三至五腰椎，可将切口延伸到腹直肌外缘再向下行 5～6 cm，切除第十肋骨开胸，沿胸壁上的膈肌附着点旁 1 cm 切开膈肌，到达第一腰椎椎体侧方。③胸膜外-腹膜后途径：亦适用于第十二胸椎和第一、第二腰椎的骨折，顺第十一肋骨作切口,切口前端达第十一肋骨尖端后再向前下方顺延 3 cm,手术操作在胸、腹膜外进行。④肾切口:用于第二腰椎以下的病变,经第十二肋下方或经第十二肋骨床进入腹膜后,为显露第一腰椎可在仔细剥离骨膜后切断第十一肋后部,增大手术野。

(2)后路手术。①后外侧减压术:切除一侧椎板、关节突和椎弓根,影响脊柱的稳定性。②后侧减压术:切除双侧椎板,采用钩-棒或椎弓根螺钉的间接复位技术,无需直接切除突入椎管内的骨块。

第三节　脊柱骨折

脊柱骨折多见青壮年男性,在工矿、交通事故、战时及自然灾害情况下均可发生。多由间接外力引起,由高处跌落时,臀部或足着地,冲击性外力向上传至胸腰段发生骨折;少数由直接外力引起。脊柱骨折可以并发脊髓损伤,病情严重者可致截瘫,甚至危及生命;治疗不当的单纯压缩骨折,亦可遗留慢性腰痛。

一、脊柱骨折分类

临床上根据致伤机制、损伤部位、稳定性等有以下几种分类方法。

(一)根据受伤时暴力作用的方向分类

(1)屈曲型,最常见。受伤时,暴力使身体猛烈屈曲,椎体互相挤压使其前方压缩,常发生于胸腰段交界处的椎体,可合并棘上韧带断裂。暴力水平分力较大时产生脱位。

(2)伸直型,少见。高空仰面落下时,背部被物体阻挡,使脊柱过伸,前纵韧带断裂,椎体横形裂开,棘突互相挤压而断裂或上椎体向后移位。

(3)屈曲旋转型损伤。暴力使脊柱不仅屈曲且伴有旋转,除发生椎体骨折外,常有关节突骨折及脱位。

(4)垂直压缩型。暴力与脊柱纵轴方向一致,垂直挤压椎骨,使椎骨裂开,骨折块常突向椎管压迫脊髓。

(二)根据骨折后的稳定性分类

1.稳定性损伤

(1)所有的轻度骨折,如横突骨折、关节突骨折或棘突骨折。

(2)椎体轻度或中度压缩骨折。

2.不稳定性损伤

(1)在生理负荷下可能发生脊柱弯曲或成角者,属于机械性不稳定,包括严重的压缩骨折和座带骨折。

(2)未脱位的爆裂性骨折继发的晚期神经损伤。

(3)骨折脱位及严重爆裂性骨折合并有神经损伤。

(三)Armstrong-Denis 分类

Armstrong-Denis 分类是目前国内外通用的分类,具体如下。

(1)压缩骨折:椎体前柱受压,椎体前缘高度减小而中柱完好。

(2)爆裂骨折:脊柱的前、中柱受压爆裂,可合并椎弓根或椎板纵行骨折。椎体前缘及后缘的高度均减小,椎体的前、后径及椎弓根间距增宽。

(3)后柱断裂:脊柱后柱受张力断裂,致棘间韧带或棘突水平横断,并可延伸经椎板、椎弓根、椎体的水平骨折,即为 Chance 骨折。可累及中柱损伤。

(4)骨折脱位:脊柱三柱受屈曲、旋转或剪力作用完全断裂,前纵韧带可能保持完好。

(5)旋转损伤:旋转暴力经椎间盘的损伤,损伤椎间盘明显狭窄而椎体高度无明显改变。损伤椎间盘的上、下椎体边缘有撕脱骨折。

(6)压缩骨折合并后柱断裂:不同于后柱断裂,因中柱未受张力作用损伤。

(7)爆裂骨折合并后柱断裂。

(四)按部位分类

脊柱损伤按部位可分为颈椎、胸椎、腰椎骨折或脱位。按解剖部位又可分为椎体、椎弓、椎板、横突和棘突骨折等。

(五)根据损伤病程分类

1.急性期损伤

急性期损伤在 1 周以内的损伤,损伤病理过程仍处于进行性发展过程,损伤反应在 72 小时最重,一般持续 7 天,1 周后逐渐缓解并趋于平稳。

2.早期脊柱损伤

早期脊柱损伤为损伤 3 周以内的损伤,此期出血、水肿等组织反应趋于消退,脊髓未丧失的功能开始恢复,瘢痕粘连尚未形成,为损伤修复的最佳时期。

3.陈旧性脊柱损伤

陈旧性脊柱损伤的损伤时间多为 3 周以上,主要表现为急性期损伤的消退及修复过程,软组织已获初步愈合,损伤脊髓内瘢痕形成。

二、脊髓损伤病理及类型

(一)脊髓休克

脊髓损伤多伴有脊髓休克。表现为损伤平面以下感觉、运动、括约肌功能完全丧失。单纯脊髓休克可在数周内自行恢复。球海绵体肌反射的出现或腱反射的出现是脊髓休克终止的标志。

(二)脊髓挫裂伤

脊髓挫裂伤可以是轻度出血和水肿,也可以是脊髓完全挫灭或断裂。后期可出现囊性变或萎缩。

(三)脊髓受压

脊髓受压多由于突入椎管的移位椎体、碎骨块、椎间盘等组织直接压迫脊髓,导致出血、水肿、缺血变性等改变。

上述病理所致的脊髓损伤的临床表现,根据损伤程度可以是完全性瘫痪,也可以是不完全瘫痪。

三、临床表现

(一)脊柱骨折

(1)有严重外伤史,如高空落下,重物打击头颈、肩背部,塌方事故,交通事故等。

(2)患者感到受伤局部疼痛,颈部活动障碍,腰背部肌肉痉挛,不能翻身起立。骨折局部可扪及局限性后凸畸形。

(3)由于腹膜后血肿对自主神经刺激,肠蠕动减慢,常出现腹胀、腹痛等症状,有时需与腹腔脏器损伤相鉴别。

(二)合并脊髓和神经根损伤

脊髓损伤后,在损伤平面以下的运动、感觉、反射及括约肌和自主神经功能受到损害。

1.感觉障碍

损伤平面以下的痛觉、温度觉、触觉及本体感觉消失。

2.运动障碍

脊髓休克期,脊髓损伤节段以下表现为软瘫,反射消失。休克期过后若是脊髓横断伤,则出现痉挛性瘫痪,肌张力增高,腱反射亢进,出现髌阵挛、踝阵挛及病理反射。

3.括约肌功能障碍

脊髓休克期表现为尿潴留,是膀胱逼尿肌麻痹形成无张力膀胱所致。休克期过后,若脊髓损伤在骶髓平面以上,可形成自动反射膀胱,残余尿<100 mL,但不能随意排尿。若脊髓损伤平面在圆锥部骶髓或骶神经根损伤,则出现尿失禁,膀胱的排空需通过增加腹压(用手挤压腹部),或用导尿管来排空尿液。大便也同样可出现便秘和失禁。

(三)不完全性脊髓损伤

损伤平面远侧脊髓运动或感觉仍有部分保存时称之为不完全性脊髓损伤。临床上有以下几型。

1.脊髓前部损伤

脊髓前部损伤表现为损伤平面以下的自主运动和痛、温觉消失。由于脊髓后柱无损伤,患者触觉、位置觉、振动觉、运动觉完好。

2.脊髓中央性损伤

脊髓中央性损伤在颈髓损伤时多见。表现上肢运动丧失,但下肢运动功能存在或上肢运动功能丧失明显比下肢严重。损伤平面的腱反射消失而损伤平面以下的腱反射亢进。

3.布朗-塞卡综合征

布朗-塞卡综合征表现为损伤平面以下的对侧痛、温觉消失,同侧的运动功能、位置觉、运动觉和两点分辨觉丧失。

4.脊髓后部损伤

脊髓后部损伤表现损伤平面以下的深感觉丧失,而痛、温觉和运动功能完全正常。多见于椎板骨折患者。

四、特殊检查

(一)X线检查

常规摄脊柱正侧位X线片,必要时照斜位。测量椎体前部和后部的高度与上下邻椎相比较;测量椎弓根间距和椎体宽度;测量棘突间距及椎间盘间隙宽度,并与上下邻近椎间隙相比较;测量正侧位上椎弓根高度。X线检查基本可确定骨折部位及类型。

(二)CT 检查

CT 检查有利于判定移位骨折块侵犯椎管程度和发现突入椎管的骨块或椎间盘。

(三)MRI 检查

MRI 检查对判定脊髓损伤状况极有价值。MRI 片可显示脊髓损伤早期的水肿、出血,并可显示脊髓损伤的各种病理变化,如脊髓压迫症、脊髓横断、不完全性脊髓损伤、脊髓萎缩或囊性变等。

(四)体感诱发电位

体感诱发电位(sensory evoked potential,SEP)是测定躯体感觉系统(以脊髓后索为主)的传导功能的检测方法。对判定脊髓损伤程度有一定帮助。

(五)运动诱发电位

运动诱发电位(motor evoked potential,MEP)用电或磁刺激运动皮质或电刺激脊髓诱发,反映脊髓前柱的传导功能,与病理变化有较强的相关性,是一种直接监测脊髓运动传导通道功能的方法。

(六)奎肯施泰特试验(奎氏试验)

奎肯施泰特试验即颈静脉加压试验,对判定脊髓受伤和受压有一定参考意义。

五、急救和搬运

由于急救和搬运不当可使脊髓损伤平面上升或由不完全性脊髓损伤变为完全性脊髓损伤,所以需用木板搬运,不要用软担架。先使患者两下肢伸直,两上肢也伸直放在身旁。木板放于患者一侧,由2～3人扶患者躯干、骨盆、肢体,使其成一整体滚动移至木板上,防止躯干扭转或屈曲,禁用搂抱或一人抬头、一人抬腿的方法。对颈椎损伤患者,要托住头部并沿纵轴略加牵引与躯干一致滚动。患者躯体与木板之间要用软物垫好予以固定。搬动中要观察患者呼吸道是否阻塞,以及呼吸、心率和血压等变化,及时予以纠正。

六、治疗

(一)单纯脊柱骨折

(1)轻度椎体压缩骨折,患者可平卧硬板床,腰部垫高。数天后即可进行背伸肌锻炼,3～4周后即可下床活动。

(2)椎体重度压缩＞1/2,多需手术治疗。

(3)不稳定性脊柱骨折,椎体压缩超过1/2以上、畸形角＞20°或伴有脱位者,可考虑切开复位内固定。

(二)脊柱骨折合并脊髓损伤

脊髓损伤的功能恢复主要取决于脊髓损伤程度,但及早解除对脊髓的压迫是保证脊髓功能恢复的首要问题。手术治疗是对脊髓损伤患者进行全面康复治疗的重要部分。手术目的是恢复脊柱正常轴线,恢复椎管内径,直接或间接地解除骨折块或脱位对脊髓神经根的压迫,稳定脊柱(通过内固定加植骨融合术)。

(三)综合治疗

(1)脱水疗法:应用甘露醇,减轻脊髓水肿。

(2)激素治疗:应用甲泼尼龙冲击疗法,对缓解脊髓的创伤性反应有一定意义。

(3)一些自由基清除剂如维生素E、维生素A、维生素C及辅酶Q等,钙通道阻滞剂,利多卡因等的应用被认为对防止脊髓损伤后的继发损害有一定好处。

(四)并发症的防治

(1)预防压疮的发生。

(2)防止泌尿系统感染。

(3)关节僵硬和畸形的防治。

(4)呼吸道感染的防治。

(5)双下肢静脉血栓的防治。

(五)对症治疗

颈髓损伤时常发生高热(40℃以上),主要是因为自主神经功能紊乱,对周围环境温度的变化丧失调节和适应能力,加上损伤平面以下无汗不能排热所致。防治办法是物理降温,如冰敷、乙醇擦拭、冰水灌肠。还可以进行输液、应用抗生素等治疗方法。

<table>
<tr><td>第六章</td><td>关节脱位</td></tr>
</table>

第一节　肩关节脱位

肩关节脱位好发于男性、青壮年,在全身关节脱位中发病率最高,约占50%,这与肩关节的解剖和生理特点有关。根据脱位方向不同可将肩关节脱位分为前脱位、后脱位、上脱位和下脱位,以前脱位最多见。

一、解剖要点

广义的肩关节是由盂肱关节、肩锁关节、胸锁关节和喙锁关节等多个关节组成。本节主要阐述狭义的肩关节脱位中的前脱位,即盂肱关节前脱位。盂肱关节由肱骨头和肩胛骨关节盂构成,是典型的球窝关节。肩胛骨关节盂关节面小而浅,面积仅占肱骨头面积的 1/4～1/3。关节囊和韧带松弛薄弱,故肩关节是人体运动范围最大而又最灵活的关节,它可做前屈、后伸、内收、外展、内旋、外旋等运动,但同时也使肩关节成为全身最不稳定的大关节。肩胛骨关节盂的关节面朝向前下外,在肩关节的上、后和前方分别有冈上肌、冈下肌、小圆肌和肩胛下肌的肌腱共同构成肩袖,以增加关节的稳定性。而关节的前下侧相对薄弱,故盂肱关节前脱位最为常见,占95%以上。因此,本节仅介绍狭义的肩关节前脱位。

二、病因、病理与分类

肩关节前脱位常由于间接暴力所致,包括传导暴力和杠杆暴力。前者是指患者向前外侧倾斜摔倒时,手掌或肘着地,肱骨干外展,肱骨头突向前下方关节囊,外力沿肱骨向上传至肱骨头。若外力足够大,肱骨头可突破前方关节囊,发生常见的喙突下脱位;如果暴力继续作用,肱骨头可被推至锁骨下,成为锁骨下脱位;极个别患者肱骨头可冲进胸腔,称为胸内脱位。后者是指当肩关节过度外展、外旋和后伸时,肱骨颈或肱骨大结节以肩峰作为支点,使肱骨头移向盂下滑脱,发生肩胛骨关节盂下脱位,若继续滑至肩胛前部则形成喙突下脱位。

肩关节前脱位的病理变化主要为前关节囊的破裂损伤和肱骨头的移位。肩关节脱位还常合并肱骨大结节撕脱骨折和肩袖损伤,后者以冈上肌腱撕裂最常见,如果撕裂向前、后方延伸,累及其他肌腱,将严重影响肩关节的稳定性,甚至造成肩关节复发性脱位。此外,如造成肩关节盂唇前下方在前下盂肱韧带复合体附着处的撕脱性损伤,称 Bankart 损伤。肱骨头后上方产生的压缩性骨折称为 Hill-Sachs 损伤。

肩关节前脱位根据脱位的方向分为盂下脱位、喙突下脱位、锁骨下脱位及胸内脱位(图 6-1),其中喙突下脱位最常见,而胸内脱位极少见。根据发病的原因和发生的机制不同分为外伤性脱位、病理性脱位和肩关节复发性脱位。根据脱位延续的时间分为新鲜脱位和陈旧性脱位(超过 3 周)。

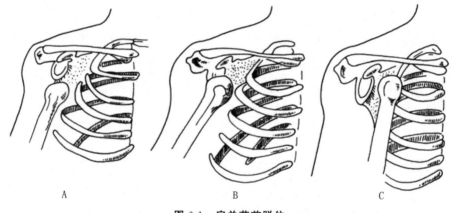

图 6-1　肩关节前脱位

A.盂下脱位;B.喙突下脱位;C.锁骨下脱位

三、临床表现与诊断

(一)一般表现

肩关节前脱位均有明显的上肢外展外旋或后伸着地外伤史,主要表现为肩关节疼痛,周围软组织肿胀,关节功能障碍,健侧手扶持患肢前臂,头向患侧倾斜的姿势等。

(二)局部特异体征

1.方肩

方肩是指肱骨头向前方脱位,从前方观察时,患者肩部失去正常饱满圆钝的外形,肩峰特别突出,肩峰到肱骨外上髁的距离多增加,呈扁平或方形的畸形。

2.关节窝空虚

关节窝空虚是指除方肩外,触诊发现肩峰下空虚,可在腋窝、喙突或锁骨下触到脱位的肱骨头。

3.弹性固定

弹性固定表现为上臂保持固定在外展内旋及轻度前屈位,使肩关节丧失各种活动功能。

4.杜加斯征阳性

患肢肘部贴近胸壁,患手不能触及对侧肩部,或患手搭到对侧肩部,而患肘不能贴近胸壁。

(三)影像学检查

X线检查可以确诊肩关节脱位,同时了解脱位的类型,明确是否合并骨折及检查复位后情况。CT检查常能清楚显示盂肱关节脱位的方向,盂缘及骨软骨损伤。必要时行MRI检查,可进一步了解关节囊、韧带及肩袖损伤。

四、治疗

治疗主要包括复位、固定和康复锻炼。

(一)复位

1.手法复位

无论脱位属于何种类型,均应首先进行手法复位及外固定。新鲜脱位由于损伤时间短,组织出血少,肿胀轻,手法复位容易且有效,应尽早进行。当感到肱骨头滑动和弹响时,表明复位成功,查体可见关节盂空虚和方肩畸形的消失,杜加斯征阴性,然后复查X线片。常用的手法复位方法有如下。

(1)Hippocrates法(手拉足蹬法):患者仰卧位,医师站于患侧,足蹬于患侧腋窝(左侧脱位用左脚,右侧脱位用右脚),双手握住患肢腕部,上肢略外展,沿畸形方向缓慢持续牵引,逐渐增加牵引力量,先外展外旋上臂,再以足为杠杆支点,内收内旋上臂。

(2)Kocher复位法(牵引回旋复位法):患者仰卧位,医师站于患侧,将患者患肢屈肘90°,沿肱骨长轴持续牵引的同时外展外旋,然后内收上臂,使其肘关节贴于胸前,再以肱骨干顶于前胸壁作为支点,内旋患肢。

(3)Stimson法:患者俯卧于复位床上,患肢自然下垂于床旁,手腕处悬挂2.3～4.5 kg的重物,自然牵拉10～15分钟,肱骨头可自然复位。

2.切开复位

如麻醉充分，手法复位正确而仍不能完成复位者，可采用切开复位。手术尽量行有限切开，减少对肩袖的损伤并注意保留与肱骨头相连的肌腱和软组织，以防引起肱骨头缺血性坏死。

切开复位指征。①闭合复位不成功：如伴有肱骨大结节骨折，肱二头肌长头肌腱向外后移位或肌肉、骨膜等软组织嵌入关节，影响复位。②怀疑有血管、神经、肌腱断裂需要探查、修复的患者。③合并肩部（肩胛骨关节盂）骨折移位。盂唇撕脱范围较大或严重的肩袖损伤影响复位或复位后关节稳定的患者。④合并肱骨大结节骨折，复位后大结节骨折片未能复位。⑤陈旧性脱位伴有骨折、手法复位失败或脱位超过 2 个月以上者。⑥合并肱骨外科颈骨折，手法复位效果不佳者。

（二）固定

良好的固定和制动对于损伤的关节囊、韧带、肌腱、骨与软骨的修复具有重要的作用。具体方法为患肢屈肘 90°，三角巾悬吊于胸前，同时腋窝垫一个棉垫，用绷带将上肢与胸壁固定（图 6-2）。40 岁以下患者宜制动 3 周，超过 40 岁制动时间可相应缩短，早期实行功能锻炼，以避免肩关节僵硬。如合并肱骨大结节撕脱骨折可酌情延长 1～2 周。

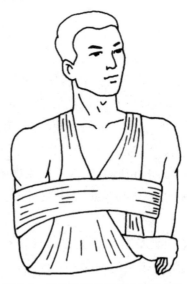

图 6-2　肩关节脱位三角巾悬吊固定

（三）康复锻炼

固定期间须进行腕部和手部的活动,解除制动以后应循序渐进行肩关节的主动功能锻炼。老年患者固定时间短,活动时要避免再次损伤尚未完全修复的软组织从而加重肩关节的活动障碍。

第二节　肘关节脱位

在全身四大关节中,肘关节脱位的发生率比肩关节脱位低,约占脱位总发病率的 1/5。肘关节脱位常发生于年轻人,发病高峰期为 5～25 岁。新鲜肘关节脱位经早期正确诊断和及时处理后,一般不遗留明显功能障碍。但若早期未能得到及时正确的处理,则可导致晚期出现严重功能障碍,此时无论何种治疗都难以恢复其正常功能,仅能获得不同程度的功能改善。所以,肘关节脱位强调早期诊断,及时处理。

肘关节的结构特点为构成关节的肱骨下端扁平且前倾 30°,有 2 个关节面,滑车和肱骨小头。滑车关节面的上方有 3 个凹陷,前侧有冠状突窝和桡骨头窝,屈肘时容纳冠状突和桡骨头;后侧为鹰嘴突窝,伸肘时容纳鹰嘴,它比冠状突窝深,使完全伸肘成为可能并可轻度过伸。后面的鹰嘴窝与前面的冠状窝之间骨质薄弱,受外力时容易发生骨折。肘关节腔隙狭小,因而当发生各种挫伤、内出血及波及关节面的骨折时,必须实行早期活动,防止关节强直。关节囊前后比较薄弱,有利于屈伸活动,在人跌倒手着地时,间接暴力可使关节后脱位。尺骨近端包括鹰嘴突、冠状突及滑车切迹。肘关节有 3 个明显的骨性标志,它们是尺骨的鹰嘴、肱骨的内侧髁和外侧髁。在屈肘 90°时,内、外侧髁和鹰嘴三点连线呈一底朝上的等腰三角形,称肘后三角（Huter 三角）,伸肘时三点呈一直线,肘关节脱位时此关系发生改变。

多数脱位为累及尺桡骨的后脱位,而其他类型的脱位如内、外侧脱位,前脱位及爆裂型脱位（图 6-3）,在临床上均少见,治疗也与后脱位有所不同。

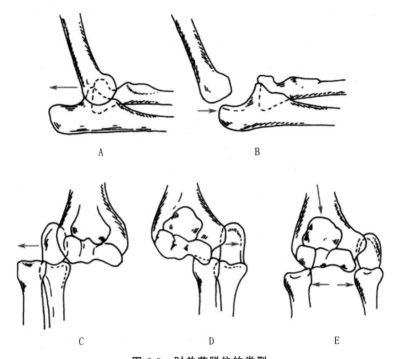

图 6-3　肘关节脱位的类型

A.后脱位；B.前脱位；C.外侧脱位；D.内侧脱位；E.爆裂型脱位

一、肘关节后脱位

(一)病因和病理

肘关节后脱位多为间接暴力所致。前臂旋后位手掌撑地摔倒时,由于肱骨滑车横轴线向外倾斜,使所传达暴力达到肘部时转成肘外翻及前臂旋后过伸的应力,尺骨鹰嘴突在鹰嘴窝内作支点产生杠杆作用,导致尺桡骨近端被推向后外侧,产生后脱位。肘前关节囊及肱前肌撕裂,后关节囊及内侧副韧带损伤,可合并肱骨内上髁骨折、正中神经及尺神经损伤。晚期可发生骨化性肌炎。

(二)临床表现与诊断

肘关节后脱位临床表现为伤后局部疼痛、肿胀和功能受限。肘部明显畸形,肘窝部饱满,尺骨鹰嘴后突,肘后部空虚和凹陷。肘后侧可触及鹰嘴的滑车切迹,前臂短缩,肘后三角相互关系改变,鹰嘴突高于内外髁,肘前皮下可触及肱骨下端,肘关节弹性固定于 $120°\sim140°$,只有微小的被动活动,肘后骨性标志关系改变。X线检查是必要的,肘关节正侧位片可用以证实脱位及发现合并骨折。

(三)治疗

1.闭合复位

诊断明确并对神经血管系统进行仔细评价后,应及时行闭合复位。一般均能通过闭合方法完成复位。如受伤时间不长,可不用麻醉,如需要关节腔内注射局麻药,应注意无菌操作,避免感染。复位时,助手配合沿畸形关节方向,对前臂和上臂作牵引和反牵引,术者从肘后用双手握住肘关节,以指推压尺骨鹰嘴向前下,同时矫正侧方移位,助手在复位过程中维持牵引并逐渐屈肘,出现弹跳感表示复位成功。此时,关节可恢复无阻力被动屈伸活动。用长臂石膏夹板固定肘关节于功能位,3周后去除固定。要求患者主动渐进活动关节,避免超限和暴力牵拉关节。长期制动会引起活动度的进行性丧失而并不能增加稳定性。

2.切开复位

急性脱位很少需要切开复位,若肱骨内上髁骨折块嵌顿在关节间隙内或并有神经血管损伤的新鲜脱位,闭合复位不成功可行切开复位。一般不需要行韧带修补。术后用石膏托将肘关节固定于屈曲 90°位。3～4周后去除外固定,逐渐练习肘关节活动。

二、未获得复位的肘关节后脱位

未获得复位的肘关节后脱位是指新鲜脱位未经及时治疗而延误 3 周以上,又称陈旧性脱位、漏诊的脱位等。

(一)病理改变

关节脱位后,关节软骨失去关节液的营养而逐渐退变及剥脱。在脱位的间隙内渐渐充满肉芽及瘢痕组织,关节囊及侧副韧带与周围组织粘连。

(二)治疗

尽量争取恢复比较满意的关节功能,将肘关节由非功能位改变到功能位,增加活动范围,稳定关节,创造有利于肌力发挥的条件。

1.闭合复位

伤后 3 周左右,软组织挛缩不甚严重,关节周围及其间隙内尚未充满肉芽及瘢痕,此时可试行闭合复位。

2.切开复位

要获得关节的复位,必须对关节周围的软组织进行松解,但一旦完成了广泛的松解剥离,关节又将不稳定,容易再发生向后脱位,需进行临时固定。另外,仍保持脱位的患者,肱三头肌腱发生了功能性挛缩,使得复位和复位后的屈肘变得困难。术后可用铰链式外固定架来维持复位,8周后去除,其优点是在维持复位的同时,可进行肘关节主动或被动功能练习。

3.关节切除或成形术

脱位时间长,关节僵直在非功能位并且有明显临床症状,关节软骨已发生变性及剥脱,不可能再行切开复位,而患者又要求有活动的肘关节时,可行关节切除或关节成形术。术后关节活动范围可能有明显改善,但稳定性较差。

三、肘关节前脱位

肘关节前脱位非常少见。常因跌伤后处于屈肘位,暴力直接作用于前臂后方所致。或可因跌倒后手掌撑地,前臂固定,身体沿上肢纵轴旋转,首先产生肘侧方脱位,外力继续作用则可导致尺桡骨完全移位至肘前方。由于引起脱位的暴力较强烈,故软组织损伤较重,关节囊及侧副韧带多完全损伤,合并神经血管损伤的机会也增多,肘部后方收到打击,常合并鹰嘴骨折。

(一)临床表现

肘关节前脱位可合并肱动脉损伤,应仔细评估血管神经功能。复位前,肢体短缩,前臂固定在旋后位,肱骨远端明显向后突出,肱二头肌腱将皮肤向前顶起绷紧。

(二)治疗

基本的复位手法是反受伤机制,对前臂轻柔牵引以放松肌肉挛缩,然后对前臂施加向后、向下的压力,并同时轻柔地向前挤压肱骨远端,即可完成复位。复位后亦应仔细检查神经血管功能。肱三头肌止点可发生撕脱或剥离,应注意检查患肢主动伸肘功能。复位后应屈肘稍<90°固定,根据局部肿胀和肱三头肌是否受损决定。若合并鹰嘴骨折,则需要切开复位内固定。

四、肘关节侧方脱位

肘关节侧方脱位分为内侧和外侧脱位两种。外侧脱位是肘外翻应力所致,内侧脱位则为肘内翻应力所致。此时,与脱位方向相对的关节囊及侧副韧带严重损伤,而脱位侧的损伤反而较轻。肘关节增宽,上臂和前臂长度相对正常。

复位方法:在上臂采取对抗牵引,轻度伸肘位牵引前臂远端,然后对肘内侧或肘外侧直接施压,注意不要使侧方脱位转化为后脱位,否则会进一步加重软组织损伤。肘内侧脱位常常是一个半脱位,而不是完全脱位,合并的软组织损伤不如肘外侧脱位广泛、严重。

五、肘关节爆裂型脱位

肘关节爆裂型脱位临床上非常罕见。其特点是尺桡骨呈直向分开,肱骨下端位于尺桡骨之间,并有广泛的软组织损伤。除有关节囊及侧副韧带撕裂外,前臂骨间膜及环状韧带也完全撕裂。肘关节爆裂型脱位可分为两种类型:前后型和内外型。

(一)前后型——比内外型多

尺骨及冠状突向后脱位并停留在鹰嘴窝中,桡骨头向前脱位进入冠状突窝内。此脱位是在内侧副韧带发生撕裂后,前臂强力旋前所造成的,即前臂在外力作用下被动旋前和伸直,再加上施加在肱骨远端向下的应力,将尺桡骨分开,环状韧带、侧副韧带及骨间膜都发生了撕裂。手法复位和肘后脱位复位类似,应首先对尺骨进行复位,然后对桡骨头直接挤压以完成复位。复位后应固定于屈肘、前臂旋后位,但外固定不应太紧,以免发生并发症。

(二)内外型——属罕见病例

肱骨远端像楔子一样插入外侧的桡骨和内侧的尺骨之间。多为沿前臂传到的外力所致,环状韧带及骨间膜撕裂后,尺桡骨分别移向内侧及外侧,而肱骨下端则处在两者之间。内外型容易诊断,肘部明显增宽,很容易在肘后方触及滑车关节面。复位手法应以伸肘位牵引为主,同时对尺桡骨施加合拢之力即可获得复位。

六、单纯尺骨脱位

在前、后直向上均可发生单纯尺骨脱位。首先,桡骨头作为枢轴,内侧副韧带发生断裂,而前关节囊及外侧副韧带保持完整。损伤机制中还需有肱骨及前臂的成角和轴向分离。正常情况下,尺骨近端在前臂旋后位稳定,只有前臂远端与桡骨之间发生旋转,而在此种损伤中,尺骨近端的固定作用丧失,允许整个前臂,包括尺骨近端与桡骨一起发生旋转。在前臂内收和旋后时,冠状突可发生移位至滑车后方。此时,患肘保持在被动伸直位,前臂正常提携角消失,甚至可变为肘内翻。在伸肘和前臂旋后位进行牵引可获得复位,对前臂施加外翻应力有助于完成复位。单纯尺骨前脱位更为少见,此种损伤中,尺骨向前旋转,前臂外展,桡骨仍作为一个固定的枢轴,鹰嘴被带向前方,并且与冠状突窝发生锁定。

此时,患肘保持在屈曲位,提携角增加。在前臂内收和旋后位,直接向后挤压尺骨近端可复位。

七、单纯桡骨头脱位

单纯桡骨头脱位临床上非常罕见。若桡骨头向前脱位,应首先怀疑是否是尺骨上 1/3 骨折合并桡骨头脱位损伤的一部分,桡骨头向后脱位,则更像是肘关节后外侧旋转不稳定。推测前臂强力旋前和撞击极可能是创伤性单纯桡骨头后脱位的受伤机制。急性损伤采取闭合复位一般能获得成功。闭合复位失败者,可能有环状韧带等软组织嵌夹在肱桡关节间隙,需手术切开复位,应尽可能早期诊断、早期复位,避免切除桡骨头,以利于后期功能康复。应注意排除尺骨上 1/3 骨折合并桡骨头脱位和先天性桡骨头脱位,才能诊断创伤性单纯桡骨头脱位。

八、桡骨小头半脱位

桡骨小头半脱位多发生在 4 岁以下的幼儿,以 2～3 岁最常见,超过 7 岁时极少发生此病。是小儿多见的日常损伤,俗称牵拉肘,多由手腕和前臂被拉所致,偶有幼儿为翻身时上臂压在躯干下面致伤。

(一)解剖要点

桡骨头呈椭圆形,最近端为浅凹状关节面,与肱骨小头凸面形成关节,与肱尺关节一起完成屈伸活动。桡骨头的尺侧与尺骨鹰嘴滑车切迹形成上尺桡关节,与下尺桡关节一同完成前臂旋转活动。桡骨头与桡骨颈位于肘关节囊内,没有韧带、肌腱附着,因此稳定性较差。

(二)损伤机制和病理

桡骨小头半脱位患儿肘关节处于伸直位,前臂旋前时突然受到牵拉致伤。此时,环状韧带远侧缘桡骨颈附着处的骨膜发生横行断裂。小儿的桡骨头周径比桡骨颈粗 30％～60％,桡骨头横截面并非圆形,而是椭圆形,其矢状面直径大于冠状面,前臂旋前时,桡骨头直径短的部分冠状位转为矢状位,容易从环状韧带撕裂处脱出,使环状韧带嵌于肱桡关节间隙内。一般环状韧带滑脱不超过桡骨头周径的一半,所以屈肘和前臂后旋容易复位。5 岁以后环状韧带增厚,附着力渐强,不易发生半脱位。绝大多数情况下,桡骨头为向桡侧半脱位,完全脱位的很少发生,向前方的脱位更是少见。

(三)临床表现与诊断

患儿被牵拉受伤后,因疼痛而哭闹,并且不让触动患处,不肯使用患肢,特别是举起前臂。检查发现前臂多呈旋前位,半屈;桡骨头处可有压痛,但无肿胀和畸形;肘关节活动受限,如患儿能配合,可发现旋后受限明显。X线检查无阳性发现。诊断主要依靠牵拉病史、症状和体征。无牵拉病史的其他损伤,一般不考虑桡骨头半脱位。

(四)治疗

诊断明确后,应特别注意闭合复位的方法。根据损伤机制,仅仅需要改变关节内压力及旋转前臂使环状韧带解除卡压即可。正确的复位方法是不需要牵引的,而且牵引反而使整复无法成功。

1.复位

闭合复位多能成功。方法是一手握住患儿的前臂和腕部,另一手握住肘关节,拇指压住桡骨头,使前臂旋后,即能获得复位。复位成功时常能感到弹响,而且疼痛即刻消除,患儿能停止哭闹,并可抬起前臂用手持物。有时桡骨头半脱位时间长,复位后症状不能立刻消除,需观察一段时间后才能明确复位是否成功。如果一次复位未获成功,可采用上述步骤重复操作,并注意复位时拇指按压桡骨小头。

2.固定

无论初次受伤还是复发性半脱位,复位后无需石膏外固定,颈腕吊带制动至疼痛消失即可去除外固定从而开始活动。对于经常复发的习惯性半脱位,家长们应注意,防止牵拉患肢,用上肢石膏托固定肘关节90°位,前臂稳定7~10天。

第三节　髋关节脱位

作为一种典型的杵臼关节,髋关节是由髋臼与股骨头两者紧密匹配而构成的,髋臼横韧带横架于髋臼切迹之上,围成一孔,其中神经、血管等通过。髋关节关节囊厚而坚韧,上端附于髋臼的周缘和髋臼横韧带上,下端止于转子间线与转子间嵴的内侧。同时,髋关节周围又有坚强的肌群支持,故而需要有强大的暴力才会引起髋关节脱位。

按股骨头与髋臼脱位后的位置可将髋关节脱位分为前、后和中心脱位,其中以后脱位最为常见。

一、髋关节后脱位

作为最常见的脱位方式,髋关节后脱位占全部髋关节脱位的 85%～90%。

(一)受伤机制

大多数该类脱位发生于交通事故。事故发生时,患者的体位处于屈膝屈髋位,而股骨则有轻度的内旋,当膝部受到股骨长轴方向的暴力时,股骨头即从髋关节囊的后下部薄弱区脱出,造成髋关节后脱位。

(二)分类

按有无合并骨折可以分成以下 5 型。

(1)第 Ⅰ 型:无骨折或只有小片骨折的单纯性髋关节后脱位。

(2)第 Ⅱ 型:髋臼后缘有单块大骨折片。

(3)第 Ⅲ 型:髋臼后缘有粉碎性骨折。

(4)第 Ⅳ 型:髋臼缘、髋臼壁存在骨折。

(5)第 Ⅴ 型:合并股骨头骨折。

(三)临床表现与诊断

髋关节后脱位的临床表现与诊断具体如下。

(1)通常有明确的高能量外伤史。例如,车祸或高处坠落。

(2)髋关节活动明显受限甚至不能活动,局部疼痛明显。

(3)患肢缩短,呈屈曲、内收和内旋畸形。

(4)患者臀部可触及到脱出的股骨头,患肢股骨大转子上移(图 6-4)。

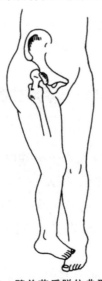

图 6-4　髋关节后脱位典型畸形

(5)影像学检查:X线检查可了解脱位情况及有无骨折,必要时行CT检查明确骨折移位情况。

(6)部分患者合并坐骨神经损伤,但其中大部分为挫伤,8～12周后症状会自行缓解。但也有一部分病例,脱出的股骨头或骨折块持续压迫坐骨神经得不到缓解,继而出现不可逆病理变化。

(四)治疗

1.第Ⅰ型的治疗

(1)复位:任何脱位在复位时皆需要肌肉松弛,如患者因疼痛肌肉紧张,便需要在全身麻醉或椎管内麻醉下进行手法复位。尽早复位意义重大,特别是在脱位最初的24～48小时,是复位的黄金时期,而在临床上,提倡尽可能在24小时内完成复位,48～72小时后再行复位十分困难,且关节功能减退等并发症亦会加重。常用的复位方法为提拉法(Allis法)。患者仰卧于地上,助手蹲下按住髂嵴固定骨盆。术者面对患者站立,先使髋关节及膝关节各屈曲至90°,术者双手握住患者的腘窝作持续牵引,如患者下肢强壮,术者也可用前臂的上段套住腘窝作牵引,待肌肉松弛后略作外旋,便可以使股骨头还纳。可明显感到弹跳与响声,提示复位成功。复位后髋关节畸形消失,关节活动及双下肢长度恢复。本法简便、安全,临床上最为常用。

(2)固定、功能锻炼:髋关节复位后需要用绷带将双踝暂时捆在一起,固定患肢,髋关节伸直位下将患者移至床上,患肢作皮肤牵引或穿丁字鞋2～3周,无须作石膏固定。卧床期间作股四头肌收缩动作,2～3周后开始活动关节,4周后扶双拐下地活动。3个月后可完全负重。

2.第Ⅱ～Ⅴ型的治疗

对于复杂性后脱位病例,目前在治疗方面还有争论,但考虑到其合并有关节内骨折,日后产生创伤性骨关节炎的机会明显增多。因此,主张早期切开复位与内固定。

二、髋关节前脱位

(一)受伤机制

髋关节前脱位较为少见,引起髋关节前脱位主要有2种暴力。一是当交通事故发生时,患者髋关节外展,膝关节处于屈曲位,并顶于前排椅背上,急刹车时膝部受力,股骨头即从髋关节囊前方内下部分薄弱区穿破脱出。二是高空坠落伤,股骨外展、外旋下受到直接暴力所致。

(二)分类

髋关节前脱位多前脱位可分成闭孔下、髂骨下与耻骨下脱位。

(三)临床表现与诊断

髋关节前脱位多有高能量外伤史。患肢呈外展、外旋和屈曲畸形(图 6-5),根据典型的畸形表现,不难区分前脱位和后脱位。腹股沟处可触及股骨头,X 线检查可以辅助明确诊断。

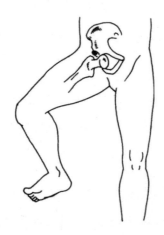

图 6-5 髋关节前脱位典型畸形

(四)治疗

(1)复位。在全身麻醉或椎管内麻醉下行手法复位,以 Allis 法最为常用。患者仰卧于手术台上,术者握住患肢腘窝部位,使髋轻度屈曲并外展,沿着股骨的纵轴给予持续牵引;助手立在对侧,以双手按住大腿上 1/3 的内侧面与腹股沟处施加压力。术者在牵引下内收及内旋股骨,可以完成复位。不成功还可以再试一次,二次未成功需考虑切开复位。手法复位不成功往往提示前方关节囊有缺损或有卡压,多次暴力复位易引起股骨头骨折。

(2)固定和功能锻炼均同髋关节后脱位。

三、髋关节中心脱位

(一)受伤机制

髋关节中心脱位常伴有髋臼骨折。多数是由于来自侧方的暴力,直接撞击在股骨大粗隆位置,使股骨头水平向内移动,穿过髋臼内侧壁进入盆腔。如果下肢处于内收位,则股骨头向后上方移动,产生髋臼后壁骨折。如下肢处于轻度外展与外旋,则股骨头向上方移动,产生髋臼爆烈性粉碎性骨折,此时髋臼的各个位置都有破坏。

(二)分型

(1)第Ⅰ型:单纯髋臼内侧壁骨折(耻骨部分),股骨头脱出于骨盆腔内,可轻可重。

(2)第Ⅱ型:后壁有骨折(坐骨部分),股骨头向后方脱出,可有可无。

(3)第Ⅲ型:髋臼顶部有骨折(髂骨部分)。

(4)第Ⅳ型:爆破型骨折,髋臼全部受累。

(三)临床表现与诊断

髋关节中心脱位的临床表现与诊断具体如下。

(1)存在高能量暴力外伤史。

(2)后腹膜间隙内出血甚多,甚至存在失血性休克。

(3)髋部肿胀、疼痛、活动障碍;大腿上段外侧方往往有大血肿;肢体短缩情况取决于股骨头相对髋臼脱出的程度。

(4)一部分病例合并有腹部内脏损伤。

(5)X线检查可以了解伤情,CT检查可以对髋臼骨折程度进行诊断。

(四)治疗

由于髋关节中心性脱位多合并低血容量性休克及腹部内脏损伤,必须及时处理。第Ⅰ型中股骨头轻度内移者,可不必复位,短期皮肤牵引即可。股骨头内移较明显的,需用股骨髁上骨牵引,但常难奏效,最好作大转子侧方牵引(图6-6)。一般牵引4～6周,床旁X线检查核实复位情况,12周后方能负重。髋臼骨折复位不良者、股骨头不能复位者、合并有股骨骨折者都需要切开复位,用螺钉或特殊钢板作内固定。第Ⅱ、Ⅲ型脱位,髋臼损毁明显,治疗比较困难,一般主张作切开复位内固定。第Ⅳ型脱位,髋臼损毁严重往往会发生创伤性骨关节炎,必要时可施行关节融合术或全髋关节置换术。

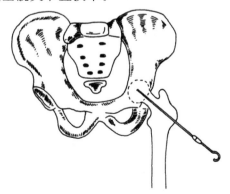

图6-6 髋关节中心脱位螺钉钻入侧方牵引复位法

第七章 骨感染性疾病

第一节 骨髓炎

一、急性化脓性骨髓炎

急性化脓性骨髓炎是指由化脓性细菌引起的一种急性化脓性炎症。本病的病变范围不仅涉及骨髓组织，且常波及骨膜、密质骨和松质骨等部位。如不及时正确治疗，可反复发作或转为慢性骨髓炎，遗留畸形、强直、残疾等，严重影响功能和健康，甚至危及生命。本病最常见于 3～15 岁的儿童和少年，男多于女，男女比例约 4∶1。好发于四肢长骨的干骺端，尤以胫骨上段和股骨下段的发病率最高（约占 60%），其次为肱骨、桡骨及髂骨，尺骨、跖骨、指（趾）骨次之，脊柱亦偶有发生，肋骨和颅骨少见。

(一)病理

骨质破坏、坏死和由此诱发的修复反应（骨质增生）同时并存，为本病的病理特点。早期以骨质破坏和坏死为主，晚期以增生为主。

病理过程如下。

1.脓肿形成

骨内感染灶形成后，因周围为骨质，引流不畅，早期多局限于髓内，随着病情的进展，骨质被侵蚀破坏，脓肿沿着局部阻力较小的方向朝四周蔓延。脓肿蔓延途径如下。脓肿向长骨髓腔蔓延，因骺板抵抗感染的能力较强，脓液不易穿破骺板进入关节腔，多向骨髓腔扩散，致使骨髓腔受累。髓腔内压力增高，可再沿中央管扩散至骨膜下层，形成骨膜下脓肿。脓液突破干骺端的密质骨，穿入骨膜下形成骨膜下脓肿；压力进一步增高时，突破骨膜流入软组织，也可沿中央管侵入

130

骨髓腔。脓液穿入关节,引起化脓性关节炎。成人骺板无抵御能力,脓肿可直接穿破干骺端骨皮质进入关节,形成化脓性关节炎。

2.形成死骨

骨膜被脓肿掀起时,该部的骨皮质失去来自骨膜的血液供应(严重影响骨的循环),进入骨髓腔和中央管的脓液,亦可形成血栓和脓栓,栓塞管内通过的滋养血管,阻断骨内血供,最终造成骨坏死,形成死骨。坏死区的分布和大小视缺血范围而定,严重时可发生整个骨干坏死。

3.包壳形成

在脓肿和死骨的形成过程中,由于骨膜剥离,骨膜深层成骨细胞受炎性刺激而产生大量新骨,包裹于死骨外面,形成骨包壳,可替代病骨起支持作用,骨大量坏死时,骨包壳成为维持骨干连续和稳定的唯一保证。通常包壳上有多个小孔与皮肤窦道相通,内有死骨、脓液和炎性肉芽组织,往往由于引流不畅,成为骨性无效腔。小块死骨可被吸收或经窦道排出,大块死骨则不能排出或吸收,导致无效腔不能闭合,伤口长期不愈,成为慢性骨髓炎。

(二)临床表现与诊断

1.病史

患者体质常虚弱,有的曾有感染灶,有的曾有局部外伤史。

2.症状与体征

(1)全身症状:起病急,开始即有明显的全身中毒症状,多有弛张热,可达39～40 ℃,有时并发寒战、脉搏快、口干、食欲减退,可有头痛、呕吐等脑膜刺激症状,患儿烦躁不安,严重者可有谵妄、昏迷等败血症表现。外伤引起的急性骨髓炎,除有严重并发症或大量软组织损伤及感染外,一般全身症状较轻,感染较局限而少发生败血症,但应警惕并发厌氧菌感染的危险。

(2)局部症状:早期有局部剧烈疼痛和搏动性疼痛,肌肉有保护性痉挛,惧怕移动患肢。患部皮温增高,有深压痛,肿胀不明显。数天后,骨膜下脓肿形成,局部皮肤水肿、发红。当脓肿穿破骨膜至软组织后,骨髓腔内压力减轻,疼痛缓解,但软组织受累的症状明显,局部红、肿、热、痛,压痛更为明显,可触及波动感。脓液进入髓腔后,整个肢体剧痛肿胀,骨质因炎症而变疏松,常伴有病理性骨折。

3.实验室检查

白细胞计数及中性粒细胞明显升高,一般伴有贫血,白细胞计数可高达$10×10^9/L$,中性粒细胞可占90%以上。早期血培养阳性率较高,局部脓液培养有化脓性细菌,应做细菌培养及药物敏感试验,以便及时选用有效药物。如骨穿刺抽得脓液、混浊液或血性液体,进行涂片检查有脓细胞或细菌,即可确诊。

4.影像学检查

X线检查在起病2周内多无明显异常,故阴性结果不能排除急性骨髓炎。2周后,髓腔内脓肿形成,松质骨内可见小的斑片状骨质破坏区,进而累及骨皮质甚至整个骨干。因骨膜被掀起,可出现骨膜反应(层状或葱皮样)及板层状新骨形成。

如感染继续向髓腔内和骨干方向扩展,则骨皮质内、外侧面均出现虫蚀样改变、脱钙及周围软组织肿胀阴影,有时出现病理性骨折。CT检查可提前发现骨膜下脓肿,明确其病变范围。MRI检查在骨髓炎早期即可显示病变部位骨内和骨外的变化,如骨髓损坏、骨膜反应等,此种改变要早于X线检查和CT检查。骨显像对早期诊断骨髓炎有重要价值,但由于其局限性,有时阴性并不能排除骨髓炎诊断。

5.鉴别诊断

(1)软组织炎症:全身中毒症状较轻,而局部红肿较明显,压痛表浅,且其病变多居于骨骼一侧,因此,压痛只限于1个或2个平面。

(2)急性化脓性关节炎:化脓性关节炎红热、肿胀、压痛在关节间隙而不在骨端,关节活动度几乎完全消失,有疑问时,可行关节腔穿刺抽液检查明确诊断。早期X线检查表现为关节间隙增宽,随着病变的发展,关节间隙变窄甚至消失。

(3)风湿性关节炎:为风湿病的一部分,起病缓慢,全身情况(如发热)和局部症状(关节肿痛)均较轻,常为多关节游走性,红细胞沉降率、抗链球菌溶血素O试验等血液检查呈阳性。

(4)恶性骨肿瘤:特别是尤因肉瘤,常伴发热、白细胞计数增多、X线检查示"葱皮样"骨膜下新骨形成等现象,须与骨髓炎鉴别。尤因肉瘤常发生于骨干,范围较广,全身症状不如急性骨髓炎重,但有明显夜间痛,表面可有怒张的血管。局部穿刺活检,可以确定诊断。

(三)治疗

早期诊断、及时应用大剂量有效抗生素,适当的局部处理、全身支持治疗是治疗成功的关键。

1.全身治疗

应加强全身支持疗法,对症处理患者的高热,纠正酸中毒,予补液、营养支持治疗,必要时输血,增强患者的抵抗力。出现感染性休克者,积极抗休克治疗。

2.抗生素治疗

早期采用足量、广谱的抗生素,多主张联合用药。应根据感染类型、致病菌种、抗生素药敏试验结果及宿主状态选择抗生素,并及时调整。

3.保守治疗

患肢早期制动,应用夹板、石膏托或皮肤牵引等,抬高患肢并保持功能位,防止畸形和病理性骨折,并有利于炎症消退。可局部选用如意金黄膏、双柏散或蒲公英、紫花地丁、犁头草、野菊花等外敷清热解毒;成脓期选用拔毒消疽散等外敷化瘀消痈;溃脓期疮口可用冰黄液冲洗,并根据有无腐脓情况,选用九一丹、八二丹、七三丹、五五丹、生肌散药捻,外敷玉露膏或生肌玉红膏等;同时配合患肢夹板制动。

4.手术治疗

手术治疗的目的:一是引流脓液,减少毒血症症状,二是阻止其转变为慢性骨髓炎。手术方式主要有钻孔引流和开窗减压及灌注冲洗术。一般而言,多数急性化脓性骨髓炎患者,经过早期、及时、有效的治疗,可免于手术。但出现以下情况,应考虑手术治疗。①大剂量应用抗生素2~3天后,全身症状和局部症状仍不能控制,甚至加剧者,或全身症状消退,但局部症状加剧,行诊断性穿刺时在骨膜下或骨髓腔内抽吸到脓液或渗出液者,应早期切开排脓引流。②脓汁已经在骨髓腔内广泛扩散并有死骨形成者,应考虑行切开引流和死骨摘除术。

二、亚急性血源性骨髓炎

亚急性血源性骨髓炎由急性化脓性骨髓炎迁延而来,在没有形成死骨和窦道之前。

(一)形成死骨

骨膜被脓肿掀起时,该部的骨皮质失去来自骨膜的血液供应(严重影响骨的循环);而进入骨髓腔和中央管的脓液,亦可形成血栓和脓栓,栓塞管内通过的滋养血管,阻断骨内血供;最终造成骨坏死,形成死骨。坏死区的分布和大小,视缺血范围而定,严重时可发生整个骨干坏死。

(二)包壳形成

脓肿和死骨的形成过程中,由于骨膜剥离,骨膜深层成骨细胞受炎性刺激而产生大量新骨,包裹于死骨外面,形成骨包壳,可替代病骨起支持作用,大量骨坏死时,骨包壳成为维持骨干连续和稳定的唯一保证。通常包壳上有多个小孔与皮肤窦道相通,内有死骨、脓液和炎性肉芽组织,往往由于引流不畅,成为骨性无效腔。小块死骨可被吸收或经窦道排出,大块死骨则不能排出或吸收,导致无效腔不能闭合,伤口长期不愈,成为慢性骨髓炎。亚急性血源性骨髓炎一般不需外科手术处理,保守治疗用药观察即可。

三、慢性骨髓炎

慢性骨髓炎是整个骨组织发生的慢性化脓性炎症,多数是由急性感染消退后遗留的慢性病灶或窦道引发,少数一开始便呈慢性过程。本病的病理特点是感染的骨组织增生、硬化、坏死、包壳、窦道、脓肿并存,反复化脓,缠绵难愈,病程可长达数月、数年,甚至数十年,易造成病残。慢性骨髓炎作为骨髓炎的一种,更是很难彻底根治。慢性骨髓炎发病如果不手术很难治愈,手术治疗的目的在于建立一个有良好血液循环的环境,同时消灭感染灶。

(一)病因

本病的致病因素与急性化脓性骨髓炎相同,大多数慢性骨髓炎是因急性化脓性骨髓炎治疗不当或不及时,导致病情不断发展的结果,是一个逐渐发展的过程。一般认为发病4周后为慢性期,但时间只作参考,若急性炎症消退后,仍有死骨、窦道、无效腔存在,即为慢性骨髓炎。究其发病原因:一是急性感染期未能彻底控制,使疾病反复发作演变成慢性骨髓炎;二是被低毒性细菌感染,在发病时即表现为慢性骨髓炎。慢性骨髓炎的致病菌为多种细菌的混合感染,但金黄色葡萄球菌仍是主要的病原体。此外,革兰阴性菌也占很大的比例。由骶尾部压疮引起者多为葡萄球菌、大肠埃希菌、铜绿假单胞菌及奇异变形杆菌等多种细菌引起的混合感染,在人工关节置换术或其他异常存留引起的慢性骨髓炎者,其致病菌多为凝固酶阴性葡萄球菌。近年来,真菌引起的感染也屡有报道。

(二)病理

从急性化脓性骨髓炎到慢性骨髓炎是一个逐渐发展的过程。如在急性期未能得到及时适当的治疗,形成死骨,虽脓液穿破皮肤后得以引流,急性炎症逐渐消退,但因死骨未能排出,其周围骨质增生,成为无效腔。有时大片死骨不易被吸收,骨膜下新骨不断形成,可将大片死骨包裹起来,形成死骨外包壳,包壳常被脓液侵蚀,形成瘘管,经常有脓性分泌物自窦道流出。

慢性骨髓炎病灶无效腔内含炎性肉芽组织和脓液。无效腔、死骨及附近瘢痕组织等病灶内由于缺乏血液供应,局部药物的血药浓度低,无法清除病菌,导致病菌残留,窦道常时愈时发。因脓液得不到引流,死骨存在,或因患者抵抗力降低,就可以出现急性炎症症状。待脓液重新穿破流出,炎症渐趋消退,伤口可暂时愈合。如上述过程反复发作,即为慢性骨髓炎。慢性骨髓炎患者骨质常增生硬化,周围软组织有致密瘢痕增生,皮肤不健康,常有色素沉着。

(三)临床表现与诊断

1.病史

慢性骨髓炎多有急性化脓性骨髓炎、开放性骨折、手术史或战伤史。

2.症状与体征

炎症静止期可无全身症状,长期多次发作使得骨失去原有的形态,肢体增粗及变形。皮肤菲薄、色泽暗,有多处瘢痕,稍有破损即引起经久不愈的溃疡;有窦道,长期不愈合,窦道周围皮肤常有色素沉着,窦道口有肉芽组织增生,有时有小块死骨片自窦道排出。急性感染发作时,局部红肿、疼痛、流脓,可伴有恶寒、发热等全身症状,急性发作约数月、数年一次,反复发作,常于体质不好或身体抵抗力低下情况下诱发。

3.影像学检查

X线检查可见受累骨失去原有外形,骨干增粗,骨质增生、增厚、硬化,骨腔不规则、变窄或消失,有大小不等的死骨,如是火器伤所致,偶可见金属异物存留。死骨致密,周围可见一透亮带,为肉芽组织或脓液将死骨与正常组织分离所致,此为慢性骨髓炎特征,死骨外包壳常被脓液侵蚀形成瘘管。CT检查可以显示出脓腔与小型死骨。部分病例行窦道造影可以充分显示窦道和脓腔。

4.并发症

(1)关节强直:病变侵犯邻近关节,关节软骨被破坏,使关节呈纤维性或骨性强直,或因长期制动固定所致。

(2)屈曲畸形:多因急性期患肢未做制动牵引,软组织瘢痕挛缩所致。

(3)患肢增长或短缩:多见于儿童患者,因炎性刺激骨骺,或骺板破坏,导致骨骼过度生长或生长障碍。

(4)关节内外畸形:多为儿童患者因骨骺或骺板受累,致使发育不对称所致。

(5)病理性骨折或脱位:感染造成骨质破坏可致骨折,慢性骨髓炎的受累骨质虽粗大但脆弱,易发生骨折,局部肌肉牵拉又可导致脱位。

(6)癌变:窦口皮肤长期不愈,反复的炎性刺激可致癌变,常为鳞状上皮细胞癌。

5.鉴别诊断

(1)硬化性骨肉瘤:一般无感染史,X线检查示恶性膨胀性生长、骨质硬化并可见放射状骨膜反应,病变可穿破骨皮质进入软组织内。

(2)骨样骨瘤:以持续性疼痛为临床特点的良性骨肿瘤。位于骨干者,X线检查可见皮质上存在致密阴影,整段骨干变粗、致密,其间有小的透亮区,直径1 cm左右,肿瘤可见小死骨,周围呈"葱皮样"骨膜反应。位于骨松质者,也有小透亮区,周围仅少许致密影,无经久不愈的窦道。病理检查有助于鉴别。

(3)骨结核:发病渐进,可有结核中毒症状,X线检查示以骨质破坏为主。一般不易混淆,结合病史、病程、症状、体征及X线检查等可以鉴别。但当慢性骨髓炎和骨结核合并混合感染时,两者均有经久不愈的窦道,X线片均可见死骨和骨质增生硬化,不易区分,有时须靠细菌学和病理学检查加以鉴别。

(四)治疗

慢性骨髓炎的治疗原则是尽可能彻底清除病灶,摘除死骨,清除增生的瘢痕和肉芽组织,消灭无效腔,改善局部血液循环,为愈合创造条件。由于此期患者体质多虚弱,病变部位病理复杂、血供不畅,单用药物不能奏效,必须采用内外同治、手术和药物相结合的综合疗法。

1.药物治疗

根据细菌培养及药物敏感试验,选择大剂量的有效抗生素,进行为期6～12周的治疗。并配合全身的营养支持治疗,给予高蛋白、高营养、高维生素饮食,必要时输血。

2.手术治疗

(1)手术指征:凡有死骨、无效腔、窦道流脓,且有充分新骨形成包壳,可替代原有骨干支持肢体者,均应手术治疗。术前、术后、术中应给予足量有效的抗生素。术前改善全身情况,予高蛋白饮食、输血等,增强抵抗力。

(2)手术禁忌证:①慢性骨髓炎急性发作期不宜做病灶清除术,应以抗生素治疗为主,积脓时宜切开引流。②大块死骨形成而包壳尚未充分生成者,过早取掉大块死骨会造成长段骨缺损,该类病例不宜手术取出死骨,须待包壳生成后再手术。但近来已有在感染环境下植骨成功的报告,因此可视为相对禁忌证。

(3)手术方法。①病灶清除术:切除窦道,摘除死骨,清除肉芽组织、坏死组织及瘢痕组织,然后用骨凿凿除骨腔边缘部分骨质,使骨腔呈碟形。应注意不可去除过多骨质,防止骨折发生。如行病灶清除术后骨腔较大,可将附近的肌肉做带蒂肌瓣填充术或滴注引流法以消灭无效腔。②骨移植术:对于骨缺损较大的慢性骨髓炎患者可根据骨缺损的情况,选用开放性网状骨移植或带血管的游离骨移植术填充缺损,术后可行闭式持续冲洗或植入庆大霉素骨水泥珠链,进行局部抗生素治疗,以消灭骨无效腔。③病灶切除术:切除部分病骨不影响功能者,可行局部病灶切除术。如腓骨中上段、髂骨、肋骨、股骨大转子、桡骨头、尺骨下端和肩胛骨等部位的骨髓炎。④截肢术:病程较长的慢性骨髓炎患者,受累骨质广泛,肢体严重畸形,患肢废用,功能完全丧失或周围皮肤有恶变者。应用极少,要严格把握指征。

(五)手术治疗方式

(1)骨髓炎的死骨清除术和刮除术。

(2)聚甲基丙烯酸甲酯(polymethyl methacrylate,PMMA)抗生素珠链技术。

(3)可降解的抗生素缓释系统。

(4)开放性植骨换药技术。

(5)软组织转移填塞技术。

(6)闭合负压引流吸引术。

(7)llizarov 技术。

(8)其他治疗技术。

四、硬化性骨髓炎

硬化性骨髓炎的病因尚未完全确定,一般认为是骨组织低毒性感染,本病多发生在长管状骨骨干,是以胫骨为好发部位,以骨质硬化为主要特征的特殊类型慢性骨髓炎。

(一)病因

病因尚未完全明确。一般认为是骨组织的低毒性感染,有强烈的骨膜反应,产生弥漫性骨质硬化;亦有认为系骨组织内有多个小脓肿,骨内张力很高,因此患者常因病变部位酸胀、疼痛而就诊。

(二)病理

本病的主要病理变化过程以骨质硬化改变为主,髓腔变窄甚至消失,没有骨或骨髓化脓、坏死,无死骨形成,在病灶内亦不易发现致病菌。

(三)临床表现与诊断

1.临床表现

本病多发生于较大的儿童及成人,常侵及胫骨、腓骨、尺骨等长管状骨。硬化性骨髓炎起病时为慢性病程,发病隐渐,全身症状轻微,常因局部胀痛不适而就诊,往往反复发作。检查时可发现局部疼痛、压痛及皮肤温度高,很少有红肿。

多次发作后可以触摸到骨干增粗。

2.实验室检查

病灶中细菌培养一般为阴性,白细胞计数可有改变,红细胞沉降率可有加快。

3.影像学检查

X线检查可见局限或广泛的骨质增生硬化现象,骨皮质增厚,髓腔狭窄甚至消失,病骨密度增高,常呈梭形,在骨质硬化区内一般无透明的骨破坏;CT检查示髓腔变窄或消失;MRI检查可示髓内有高信号影像。

4.鉴别诊断

本病的临床表现需与尤因肉瘤、畸形性骨炎和骨梅毒等相鉴别。

(四)治疗

本病的治疗需要休息,并配合抗生素抗感染治疗,缓解急性发作所致的疼痛。对于部分非手术治疗难于奏效者,需手术治疗。

1.抗感染治疗

确诊后使用广谱抗生素,一般症状会减轻,但会反复发作。

2.手术治疗

非手术治疗无效者或反复发作者可行手术治疗。手术方法:凿开骨皮质,凿除髓内增生硬化的骨组织,扩大髓腔,清除髓腔内肉芽组织,贯通闭合的骨髓腔,以解除髓腔内张力,缓解疼痛,如果髓内有炎性肉芽组织或少量脓液,可按慢性骨髓炎处理,放置 PMMA 抗生素珠链或闭合负压引流吸引术。

第二节　化脓性关节炎

化脓性关节炎是化脓性细菌引起的关节内感染,儿童多见,青少年次之,成人少见,常为败血症的并发症,也可因手术感染、外伤性感染、火器伤等所致。一般病变多系单发,儿童亦可累及多个关节,发病者男多女少,最常发生在大关节,以髋、膝多发,其次为肘、肩和踝关节。

一、病因

血行散播、损伤感染及侵入性操作导致病原体进入密闭的关节是发病的基础。现代医学认为本病最常见的致病菌为金黄色葡萄球菌,占85%左右,其次为溶血性链球菌、肺炎球菌和大肠埃希菌等。婴幼儿化脓性关节炎常为溶血性链球菌引起。感染途径最常见的是血源性感染,细菌从身体其他部位的化脓性病灶经血液循环播散至关节,或从关节邻近组织的化脓性感染蔓延而来,也可为关节开放性损伤、关节手术或关节穿刺继发感染。

二、病理

化脓性关节炎的病理变化大致可分为3个阶段。其病变的发展为逐渐演变过程,而无明显的界限,有时某一阶段可独立存在,每一阶段的长短也不尽一致。

(一)浆液性渗出期

关节感染后,首先引起滑膜充血、水肿、白细胞浸润。关节腔内浆液性渗出,多呈淡黄色,内含有大量白细胞。此阶段无关节软骨破坏,如能治疗得当,关节功能可恢复正常。

(二)浆液纤维蛋白性渗出期

炎症继续发展,渗出液增多,因细胞成分增加,关节液混浊黏稠,内含脓细胞、细菌及纤维蛋白性渗出液。关节感染时,滑膜出现炎症反应,滑膜和血管对大分子蛋白的通透性显著增高。通过滑膜进入关节腔的血浆蛋白增加,关节内有纤维蛋白沉积,常附着关节软骨表面,妨碍软骨内代谢产物的释出和滑液内营养物质的摄入,如不及时处理,关节软骨将失去滑润的表面,关节滑膜逐渐增厚,进而发生软骨面破坏,关节内发生纤维性粘连,引起关节功能障碍。

(三)脓性渗出期

渗出液转为脓性,脓液中含有大量细菌和脓细胞,关节液呈黄白色,死亡的多核白细胞释放出蛋白酶,使关节软骨溶解破坏,炎症侵入软骨下骨质,软骨溶解,滑膜破坏,关节囊和周围软组织发生蜂窝织炎,形成关节周围软组织脓肿。如脓肿穿破皮肤,则形成窦道。病变严重者,虽经过治疗,得以控制炎症,但会遗留严重关节障碍,甚至关节完全强直于非功能位。

三、临床表现与诊断

(一)病史

化脓性关节炎一般都有外伤史或其他部位的感染史。

(二)症状与体征

1.全身症状

本病的全身症状表现为急骤发病,有寒战、高热、全身不适等菌血症表现。

2.局部表现

本病的局部表现为受累关节剧痛,并可有红肿、热、压痛。由于肌肉痉挛,关节常处于屈曲畸形位,使关节发生挛缩,甚至脱位或半脱位。

(三)实验室检查

1.血液检查

白细胞计数增高,血培养可为阳性。

2.关节穿刺术

关节穿刺术和关节液检查是确定诊断和选择治疗方法的重要依据。在病变不同阶段,关节液可为浆液、黏稠、混浊或脓性,涂片可见大量白细胞、脓细胞和细菌,细菌培养可鉴别菌种并找到其敏感的抗生素。

(四)影像学表现

X线检查早期见关节肿胀、积液,关节间隙增宽。之后可见关节间隙变窄,软骨下骨质疏松破坏。晚期有增生和硬化,关节间隙消失,关节呈纤维性或骨性融合,有时尚可见骨骺滑脱或病理性关节脱位。

四、治疗

化脓性关节炎的治疗原则是早期诊断,及时正确处理,内外同治,保全生命,尽量保留关节功能。

(一)全身治疗

选用全身支持疗法,改善全身状况。患者卧床休息,补充足够的液体,注意水电解质平衡,防止酸中毒;给予足够的营养,如高蛋白质、多维生素饮食;必要时少量多次输以新鲜血液,以减少全身中毒症状,提高机体抵抗力。

(二)抗生素治疗

抗生素的应用是治疗化脓性关节炎的重要手段。应及早采用足量、有效、敏感的抗生素,并根据感染的类型、致病菌种、抗生素药敏试验结果及患者机体状态选择抗生素,并及时调整。若未找到病原菌,应选用广谱新型抗生素,如头孢菌素等。不可为了等待细菌培养及药物敏感试验结果而延误病情,以免失去有效抗生素治疗的最佳时机。抗生素的使用至少应持续至体温下降、症状消失后

2周。

(三)局部治疗

早期患肢制动,应用夹板、石膏、支具固定或牵引等方法,限制患肢活动,可防止感染扩散,减轻肌肉痉挛及疼痛,防止畸形及病理性脱位或在非功能位强直,减轻对关节软骨面的压力及软骨破坏。一旦急性炎症消退或伤口愈合,即开始关节的主动及轻度的被动活动,以恢复关节的活动度。关节已有畸形时,可应用牵引逐步矫正。不宜采取粗暴的手法,以免引起炎症复发及病理性骨折等并发症。后期X线检查显示关节软骨面已有破坏及骨质增生,关节强直已不可避免时,应保持患肢于功能位,使其强直于功能位。

(四)手术治疗

根据病变轻重、发展阶段及时选择外科处理。对于关节内脓液形成,应尽早切开排脓。如关节破坏严重,功能丧失,必须使关节强直固定在功能位,以免关节于非功能位强直而严重影响功能。对于关节强直在非功能位者,在炎症治愈1年后,才可行手术矫形或关节成形术,以防止炎症复发。

1.关节穿刺术及冲洗

关节穿刺术除用于诊断外,也是重要的治疗措施。其目的为吸出关节渗液,及时冲洗出纤维蛋白和白细胞释放的溶酶体等有害物质,避免对关节软骨造成不可逆的损害。术后局部注入抗生素或行关节腔灌注冲洗,也可用关节镜进行冲洗。

2.关节切开引流术

经过非手术治疗无效,全身和局部情况仍不见好转,或关节液已成为稠厚的脓液,或较深的大关节和穿刺难以成功的部位,应及时切开引流。术中使用大量的生理盐水冲洗,去除脓液、纤维块和坏死脱落组织,注入抗生素。伤口用抗生素滴注引流或做局部湿敷,以控制感染和防止关节面软骨破坏,缓解疼痛,防止肌肉挛缩和关节畸形。

3.关节矫形术或关节成形术

严重的化脓性关节炎,术及时采取有效的措施,遗留严重畸形,有明显功能障碍者,可以考虑行矫形手术或关节成形术。对于关节强直于功能位无明显疼痛者,一般无须特殊治疗;如果关节强直于非功能位或有陈旧性病理脱位者,须行矫形手术,如关节融合术、截骨矫形术或关节成形术等。手术须在炎症治愈1年后才可以进行,以防止炎症复发。

第八章 骨科并发症

第一节　应激性溃疡出血

应激性溃疡出血是机体在严重应激状态下发生的临床表现之一。凡是能使机体较长时间处于应激状态的所有因素，包括严重感染、大面积烧伤、多脏器功能衰竭、严重创伤等都有可能引发应激性溃疡出血，应激是前提。本节重点探讨创伤后应激性溃疡出血。

一、发病机制

胃液属强酸，pH 为 1.0，对组织和细胞有很强的腐蚀破坏作用。正常胃壁之所以不被其损伤，是靠完整健康的胃黏膜阻隔。正常胃黏膜屏障功能的维持有赖于胃黏膜上皮细胞的正常代谢和不断更新，但这些都需要充足的血液循环提供营养物质和氧气。处于应激状态时，机体在神经内分泌的调控下，全身血液再分配，使得皮肤、肌肉、胃肠道的血液供应明显减少。缺血数小时后，胃黏膜外观苍白，黏膜水肿，随后出现点、片状上皮细胞脱落，24～48 小时后可见到直径为 1～2 mm 的黏膜糜烂面，若病情继续恶化，则糜烂面增大加深，当破坏达到黏膜肌层或浆膜下层的大血管时，即可引起大出血甚至穿孔。

二、临床表现

早期多不明显，常被原发病的表现所掩盖，若应激状态不能很快纠正，则应激性溃疡出血多在伤后的 5～10 天内发生，通常以反复出现的排柏油便开始，也可间断呕血性液或血液。反复出血可导致贫血。当胃黏膜糜烂波及胃壁大血管时，则可出现大呕血、便鲜血、休克，甚至穿孔、腹膜炎等。

三、诊断

(一)病史

患者均具备可引起全身应激性反应的原发疾病,如严重的创伤(对于年老体弱者,创伤可能不十分严重)等。呕血、柏油便或胃肠减压引出血性胃液,但出血应排除上消化道溃疡病史。

(二)胃液或大便隐血试验阳性

大出血标准:出血量 1 000 mL/d,收缩压≤10.7 kPa(80 mmHg),血红蛋白≤80 g/L,心率>100 次/分。

(三)胃镜检查

通过胃镜可直接观察出血灶病变情况,如黏膜颜色、出血、糜烂和溃疡等。

四、治疗

(一)积极治疗原发病

对严重创伤,应以止血、清创、有效固定、纠正休克、镇痛来维持患者循环的相对稳定。应强调的是,对原发病及时有效的救治是预防应激性溃疡出血的关键。

(二)保守治疗

(1)持续胃管吸引,可减少胃酸、了解出血量、防止胃扩张。

(2)由胃管注入冰盐水,使胃黏膜血管收缩。

(3)由胃管注入血管收缩药(肾上腺素、去甲肾上腺素)或凝血药(凝血酶等)。也可注入氢氧化铝凝胶直接中和胃酸,保护胃黏膜。

(4)静脉输入组胺受体拮抗剂或抑酸剂(奥美拉唑等)。

(5)动脉介入,可选择性胃左动脉插管,注入吸收性明胶海绵栓塞止血。

(三)手术治疗

研究资料显示,大约只有10%此类患者可通过手术治疗受益。发生应激性溃疡出血的患者,全身情况大多较差,手术耐受性差,风险大,并发症多,病死率极高,应该引起高度重视。手术以有效、简单、创伤小为原则。常用的手术方式有迷走神经切断术、胃周血管断流术、迷走神经切断术联合胃周血管断流术。

第二节 脂肪栓塞综合征

一、定义

脂肪栓塞综合征(fat embolism syndrome,FES)指脂肪颗粒阻塞血管腔而引起的一系列病理生理改变的临床综合征,是创伤性骨折后的严重并发症之一,典型临床特征为意识障碍、皮肤瘀斑、进行性低氧血症、呼吸窘迫综合征。其临床表现突然,进展迅速,累及多系统和器官,死亡率高达50%。

二、危险因素

(一)原发因素

1.骨折及骨科手术

脂肪栓塞综合征主要发生在长骨骨折,尤以股骨干多发性骨折发病率高。骨折及骨科手术 FES 的典型临床表现常出现于骨折或手术后24~72小时。各类骨折的平均发生率约为16.3%,闭合性骨折发病率为30%,开放性骨折发病率为2%。多见于髋、膝人工关节置换术中,由于髓内压骤升,可导致脂肪滴进入静脉,发生率为6.8%~8%。

2.其他原因

严重感染、烧伤、脂肪组织创伤、大面积软组织损伤、脂肪代谢紊乱、糖尿病合并高脂血症、结缔组织疾病、减压病、妇产科难产伤和吸脂术等,导致脂肪组织破坏,进而使脂肪粒入血发生 FES,其发病率较低。

(二)继发因素

1.休克

低血容量和低血压时,脂肪滴在微循环中滞留形成栓子,可导致肺血管系统阻塞,严重减少肺血流灌注和气体交换。休克可以增加伤处脂肪的吸收,休克时脂肪的蓄积和分解作用和肺脂肪栓塞有直接关系。休克时易发生的播散性血管内凝血,常与脂肪栓塞并存,可加重脂肪栓塞的病理改变。

2.细菌感染

感染革兰阴性杆菌败血症时,机体发生全身炎症反应和抗炎症反应,免疫功能受到抑制,血脂的物理状态改变,释放自由脂肪酸或脂肪颗粒,进入循环诱发或加重脂肪栓塞综合征。

三、病理及病理生理

(一)肺脂肪栓塞

脂肪栓塞综合征是以呼吸窘迫表现为主的一组综合征。它发病急,病情进展快,是骨折患者伤后或术后早期最严重的并发症之一,易漏诊、误诊,不及时治疗病死率高。其主要病变在肺,常见于肺、脑等器官。

骨干骨折时,大量骨髓脂肪溢入血肿内,血肿内压力高于静脉,可导致脂肪滴经破裂的静脉窦进入血流。正常的血脂乳化处于不稳定状态,可聚集成较大的脂滴进入血流。脂滴直径>20 μm 时会停留在肺血管床内,阻塞肺血管,刺激血管内皮细胞,使其脂酶释放,在脂酶作用下,中性脂滴被水解成游离脂肪酸(free fatty acid,FFA)和甘油。FFA 可引起被阻塞的肺血管发生中毒性或化学性血管炎,破坏血管内皮细胞的完整性,使肺血管渗透性增高,发生间质性肺炎、急性肺水肿,严重干扰肺泡膜的换气功能。由于肺泡腔内积存渗出液,肺泡表面活性物质受到破坏,使肺的顺应性下降,最终导致威胁生命的严重低氧血症。另外,血小板在脂滴栓塞处大量聚集、变形,增加肺血管的机械阻塞并释放活性物质加重低氧血症,临床上表现为以呼吸窘迫为主的肺脂肪栓塞综合征。

(二)全身脂肪栓塞

脂肪栓塞的栓子常来源于长骨骨折、脂肪组织严重挫伤和烧伤等,这些损伤可导致脂肪细胞破裂和释出脂滴,由破裂的骨髓血管窦状隙或静脉进入血液循环,引起脂肪栓塞。脂肪栓塞的后果取决于脂滴的大小和数量的多少,以及全身受累的程度。

创伤性脂肪栓塞时,脂肪栓子从静脉进入右心,再到达肺,直径>20 μm 的脂滴栓子引起肺动脉分支、小动脉或毛细血管的栓塞,可引起肺脂肪栓塞,出现突然发作的呼吸急促、呼吸困难和心动过速;直径<20 μm 的脂滴栓子可通过肺泡壁毛细血管经肺静脉至左心达体循环的分支,引起全身多器官的栓塞,最常见的是脑血管栓塞,引起脑水肿和血管周围点状出血,出现兴奋、烦躁不安、谵妄和昏迷等神经症状。此外,微小脂肪栓子及脂滴释出的游离脂肪酸还能引起局部中毒,损伤内皮细胞,出现特征性的瘀斑皮疹,以及引起皮肤、眼、肾、心等全身脂肪栓塞。少量脂肪栓塞组织和器官可无肉眼变化,仅在组织的冰冻切片脂肪染色时,始见小血管腔内有脂滴。非创伤性的疾病如糖尿病、酗酒和慢性胰腺炎血脂过高或精神受强烈刺激,过度紧张使血脂不能保持稳定而游离,并互相融合形

成脂肪滴,导致脂肪栓塞。

四、发病机制

(一)血管外源性脂肪机械栓塞

创伤或骨科手术时,长骨骨髓腔压力升高,可导致骨髓内的脂肪滴进入全身血液循环,游离脂肪滴聚集在肺、脑等器官,栓塞小血管和毛细血管,引起相应的病理改变及肺动脉高压、急性右心衰竭等症状。

(二)创伤后应激反应

机体在创伤应激状态下,引起血液流变学改变,红细胞、血小板、血脂乳化状态不稳定,析出脂质颗粒,聚集于脂肪滴表面,再加上凝血物质的释放而形成混合性脂肪栓子。脂肪栓在脂酶的作用下,可以水解成甘油和游离脂肪酸,在肺内积累。游离脂肪酸的毒性反应,可以使血管内皮细胞间的链接发生分离,形成间质性肺水肿,损害肺上皮细胞,导致肺泡内渗出性出血,并使血管和支气管痉挛,出现低氧血症。

(三)栓塞后的脂肪栓分解

脂肪栓塞后,直径大的栓子停留在肺血管床内,在酯酶作用下水解,产生甘油和游离脂肪酸并逐渐消失。部分栓子被肺泡上皮细胞吞噬后脱落肺中,由痰排出。直径<12 μm 的栓子可通过肺血管进入体循环。栓子分解,损伤了血管内皮细胞,导致毛细血管通透性增加,出现一系列与急性呼吸窘迫综合征(acute respiratory distress syndrome,ARDS)相似的呼吸系统症状。

五、临床表现

(一)暴发型脂肪栓塞

骨折创伤后立即出现,症状及体征很难与 ARDS 相鉴别,常于 12～24 小时内突然死亡,有肺梗死及右心衰竭表现。伤后可短期清醒,又很快发生昏迷、谵妄,有时出现痉挛、手足抽搐、四肢瘫痪等神经症状。由于出血点及肺部 X 线检查所示病变等典型症状不完全,临床诊断困难,很多病例尸检时才能确诊。

(二)完全型脂肪栓塞

完全型脂肪栓塞即为脂肪栓塞的典型症状群。骨折后常有 1～2 天的潜伏期,以后出现发热、呼吸急促、发绀、咯血、胸痛、心悸、皮肤黏膜出血点、两肺干湿啰音或胸膜摩擦音。重者神志不清、谵妄、抽搐、昏迷、严重低氧血症,需要机械通气治疗,眼底可见有脂肪栓子、渗出或出血,末梢血、尿、痰中或可检出脂肪滴。X 线胸片 48～72 小时后在肺门周围或肺底可出现弥漫性点状或小片状"暴风雪"样阴影或类似肺水肿的改变,此乃脂肪栓塞不均匀所致。血气分析:动脉血氧分压(arterial partial pressure of oxygen,PaO_2)常＜8.0 kPa(60 mmHg),肺泡-动脉氧分压差增大,该两项指标对早期诊断、预后和治疗均有重要价值。

(三)不完全型脂肪栓塞

骨折创伤后 1～6 天出现非特异性的典型症状及轻型中度低氧血症,缺乏典型症状或无症状,不注意时易被忽略。这类患者如处理不当,可突然变成暴发型或成为典型症状群,尤其是在搬动患者或伤肢活动时可以诱发。

六、辅助检查

(一)一般实验室检查

一般实验室检查包括血常规、红细胞沉降率检查、尿脂肪滴检查。检查可发现红细胞沉降率增快,血细胞比容降低,血红蛋白降低,血小板计数减少,低钙血症等。尿中很难发现脂肪滴。

(二)动脉血气分析

动脉血气分析是判断脂肪栓塞呼吸衰竭最客观指标,根据动脉血气分析可以将呼吸衰竭分为Ⅰ型和Ⅱ型。标准为海平面平静呼吸空气条件下,Ⅰ型呼吸衰竭为 PaO_2＜8.0 kPa(60 mmHg),动脉血二氧化碳分压正常或下降。Ⅱ型呼吸衰竭为 PaO_2＜8.0 kPa(60 mmHg),动脉血二氧化碳分压＞6.7 kPa(50 mm-Hg)。患者血气分析呈低氧血症,PaO_2＜8.0 kPa(60 mmHg),有或无高碳酸血症。

(三)X 线检查

FES 患者胸部 X 线检查无特异性,伤后 72 小时内多数胸部 X 线片可表现为正常。典型表现为两肺纹理增粗,满布斑点状肺部阴影。肺透亮度增高,磨玻璃影,两肺多发的斑片状影,似"暴风雪"样改变,尤其在两肺上中部多见,多于2 周内消失。

(四)CT 检查

胸部 CT 检查呈磨玻璃影、实变影、边界不清的小叶中央及胸膜下的结节影。胸部高分辨率 CT 可显示早期微小的肺部 FES,双侧呈磨玻璃不透明及小叶间隔增厚,有助于在出现明显临床症状前作出诊断。颅脑 CT 检查显示脑内低密度病灶,头颅 CT 扫描早期不能显示 FES 颅内病变,但有助于排除颅脑外伤。

(五)MRI 检查

头颅 MRI 片可显示脑缺血、水肿和脑梗死等损害。弥散加权 MRI 检查可对脑部 FES 做出早期诊断。病变在 T_1 加权像呈等信号和低信号,T_2 加权像均为高信号。

七、诊断与鉴别诊断

(一)诊断标准

目前,FES 的诊断采用 Gurd 标准,具体如下。

1.主要标准

主要标准为皮肤黏膜出血点;排除胸部疾病后的呼吸系统症状和肺部 X 线表现;排除颅脑损伤的中枢神经系统症状。

2.次要标准

$PaO_2 < 8.0$ kPa(60 mmHg);②血红蛋白下降(100 g/L 以下)。

3.参考标准

脉搏>120 次/分;发热>38 ℃;血小板计数减少;尿中出现脂肪滴;红细胞沉降率加快>70 mm/h;血清脂肪酶上升;血中游离脂肪滴。

4.诊断分级

在上述标准中,有主要标准 2 项以上,或主要标准仅有 1 项,而次要标准、参考标准有 4 项以上时,可确定脂肪栓塞综合征的临床诊断。无主要标准项目,只有次要标准 1 项及参考标准 4 项以上者,疑为隐性脂肪栓塞综合征。

(二)鉴别诊断

1.休克

脂肪栓塞一般血压下降,没有周围循环衰竭,血液不但无休克时的浓缩,反而稀释,并有血红蛋白下降、血小板计数减少、血细胞比容减少等。但两者晚期均有弥散性血管内凝血现象。

2.颅脑损伤

无颅脑损伤的患者,如果出现神经系统症状,应注意观察有无脂肪栓塞的可能。

3.急性呼吸窘迫综合征

肺脂肪栓塞是引起呼吸窘迫的原因之一,与外伤、休克、脓毒血症、吸入性肺炎、氧中毒、输血过多、体外循环等引起的呼吸窘迫综合征是相同的。不同点为脂肪栓造成局部栓塞,栓塞区发生出血及渗出,形成间质性水肿。可有脓肿及坏死区,并逐渐引起纤维化及囊变。

八、预防与治疗

(一)积极治疗原发病

在骨折患者的抢救中,尽量减少搬动,伤肢尽快制动而减少骨折断端活动及组织再损伤。严重创伤后应及时补充血容量,防止和治疗休克,早期注意预防FES 的发生。

(二)呼吸支持治疗

纠正低氧血症是最基本的治疗措施,一旦出现呼吸急促及呼吸困难等症状,应及时给予鼻导管或面罩持续吸氧,使患者动脉氧分压维持在 8.0 kPa(60 mm-Hg)以上。低氧血症难以纠正时可给予无创通气,必要时需行气管插管机械通气,常采用呼气末正压(positive end-expiratory pressure,PEEP)通气。

(三)维持有效循环血容量

重症 FES 往往引起肺动脉压升高、右心扩张和低血压。发生低血压的机制主要是从右心到左心的血流受阻,而非总的血容量不足,可以应用适量正性肌力药物持续静脉输注维持循环。应注意控制输液量及输液速度,避免因输液过多加重右心负担。

(四)激素应用

目前,主张用大剂量激素,如氢化可的松 1.0 g/d 左右或地塞米松 40～60 mg/d,用 2～3 天后减量使用。大剂量应用激素时可减轻炎症反应,降低血管通透性,减轻肺间质水肿,改善肺通气功能,防止或减缓弥散性血管内凝血发生。激素对 FES 的预防和治疗有肯定作用,但不宜应用于重大创伤与免疫功能低下者。

(五)其他治疗

其他治疗包括适当给予支持治疗、脱水利尿剂、抗生素及降脂药物的应用等。20％甘露醇 125 mL 和呋塞米 10～15 mg,1～2 次/天,用于治疗肺间质水肿渗出明显时,可获得良好效果。使用抗生素可以防治感染。低分子右旋糖酐500 mL,1～2 次/天,可增加血容量。前列环素可以减少肺脂肪微栓塞。早期应用抑肽酶可降低创伤后一过性高血脂,抑制骨折血肿内激肽释放和组织蛋白分解，减慢脂滴进入血肿的速度，对抗血管内高凝状态和纤维化。

（六）预防

预防 FES 应早期有效制动患肢和正确处理骨折。对多发性骨折患者应早期有效制动患肢，减少不必要的搬动，在搬动患者时，一定要动作轻柔、敏捷，切忌粗暴。骨折肢体肿胀期应抬高患肢、持续牵引。骨折后切开复位及有效的内固定，可减少或杜绝脂肪栓塞的发生。

第三节　急性呼吸窘迫综合征

一、定义

急性呼吸窘迫综合征（acute respiratory distress syndrome，ARDS）是多种原因引起的以低氧血症和呼吸窘迫为主要表现的临床综合征。其病理基础为肺毛细血管损伤、肺泡通透性增加、肺泡表面活性物质破坏、透明膜形成和肺萎陷。肺容积减少、肺顺应性降低、通气血流比例失调和肺内静动脉血分流增加为 ARDS 典型的病理生理改变。

二、危险因素

ARDS 危险因素分为直接危险因素和间接危险因素。直接危险因素指直接造成肺实质损伤的因素，包括肺挫伤、误吸和肺部感染。间接危险因素指作用于肺外器官或组织的损伤因素，如脓毒症、大量输血、多发性长骨骨折和坏死性胰腺炎、弥散性血管内凝血等。

创伤性骨折是 ARDS 的主要危险因素之一。创伤程度越重，年龄越大，ARDS 的患病率越高。多发性创伤 ARDS 患病率为 11%～25%，严重误吸时达 9%～26%，大量输血时达 40%，合并严重感染时高达 25%～50%。创伤早期主要为直接损伤，后期为间接损伤。持续的创伤性休克、挤压综合征、急性肾损伤及创面的反复感染和菌血症等多因素交叉长期作用，导致创伤后 ARDS 病程持续时间较长，而且易复发。危险因素持续 24、48、72 小时，ARDS 患病率分别为 76%、85% 和 93%。自 1967 年提出 ARDS 至今，ARDS 病死率仍高达 50% 左右，临床上必须高度重视。

三、发病机制

(一)肺毛细血管膜的损害

某些致病因子直接作用于肺泡上皮和肺毛细血管膜可引起肺损伤。肺毛细血管内皮细胞损伤时,超微结构发生变化和肺泡上皮细胞损伤是 ARDS 发病过程的重要环节。研究表明,肺毛细血管内皮细胞损伤 2 小时后可出现肺水肿,严重肺损伤 12~24 小时后可出现肺泡性肺水肿,导致肺萎陷和低氧血症。

(二)炎性细胞的聚集

炎性细胞是 ARDS 急性炎症反应最重要的效应细胞,多形核白细胞(polymorphonuclear leukocyte,PMN)、巨噬细胞、淋巴细胞等是参与 ARDS 发生发展的主要细胞。严重创伤、脓毒症等病理过程中,PMN 在肺巨噬细胞产生的白细胞介素-8 和肿瘤坏死因子 α 等作用下,可在肺内积聚和活化,通过释放蛋白酶、氧自由基、花生四烯酸代谢产物等损伤肺毛细血管膜,激活补体、凝血和纤溶系统,诱发其他炎症介质的释放,产生凝血瀑布,形成恶性循环,进一步促进和加重肺损伤。肺巨噬细胞产生的细胞因子,不能被血清灭活,在肺内不断蓄积,可能是 ARDS 病情持续发展的因素之一。淋巴细胞可能释放血栓素,参与 ARDS 发生。

(三)炎性介质的释放

炎症介质是指在炎症过程中由细胞释放或体液产生的参与或引起炎症反应的活性物质。花生四烯酸代谢产物、氧自由基、补体及凝血和纤溶系统、血小板活化因子、肿瘤坏死因子、白细胞介素等是参与 ARDS 发生过程的重要炎性介质。

花生四烯酸代谢产物可激动和驱动 PMN 的趋化活性,使支气管平滑肌和毛细血管收缩,增加血管通透性,导致血管的强烈收缩和血小板聚集,降低细胞内环磷腺苷水平,引起炎症和启动凝血系统。大量的氧自由基可广泛损伤机体生物膜系统及细胞内氧化磷酸化,破坏线粒体,导致溶酶体酶释放和细胞自溶。蛋白酶、补体激活参与 ARDS 的发生发展,细菌毒素和细胞损伤可引起凝血系统的内源性激活,导致高凝倾向和微血栓形成,引起缓激肽的大量释放,诱导肺毛细血管扩张和通透性增高。血小板活化因子可促使 PMN 在肺内聚集,释放炎症介质,使毛细血管内皮细胞断裂,引起肺毛细血管通透性增加。白细胞介素是 ARDS 急性反应的主要调节物,亦为免疫反应的始动因子,可导致持续炎症反应。

(四)肺泡表面活性物质破坏

表面活性物质由 Ⅱ 型肺泡细胞合成,为脂质和蛋白质复合物。表面活性物质的异常是 ARDS 不断发展的主要因素之一。创伤、脓毒症导致Ⅱ型肺泡细胞损伤,表面活性物质合成减少,炎症细胞和炎性介质使表面活性物质消耗过多、活性降低和灭活增快。表面活性物质的缺乏和功能异常,导致大量肺泡陷闭,使血浆渗入肺间质与肺泡,出现肺水肿和透明膜形成。

(五)神经及脏器功能的作用

休克、脓毒症和颅脑损伤等都通过兴奋交感神经而收缩深静脉,导致肺毛细血管充血、静水压力升高和通透性增加,导致急性肺损伤。颅内压增高常伴随高血压,使肺组织血容量剧增,也是诱发急性肺损伤的原因。肝脏功能损害时,网状内皮细胞功能受损,肝脏清除循环中毒性介质的时间延长,纤维连接蛋白来源减少,毒素和细菌可进入体循环,诱导或加重肺损伤,使 ARDS 恶化。胃肠黏膜对缺血、缺氧及再灌注损伤的反应非常敏感,创伤、休克、脓毒症等均可导致胃肠黏膜缺血缺氧性损伤,造成肠道黏膜对毒素和细菌的通透性增高,毒素和细菌移位入血,诱导或加重肺损伤。

(六)炎症反应与抗炎症反应

ARDS 是创伤、感染等原因导致的机体炎症反应失控的结果。外源性损伤或毒素对炎症细胞的激活是 ARDS 的启动因素,炎症细胞在内皮细胞表面黏附及诱导内皮细胞损伤是导致 ARDS 的根本原因。代偿性抗炎症反应综合征(compensatory anti-inflammatory response syndrome,CARS)和全身炎症反应综合征(systemic inflammatory response syndrome,SIRS)作为炎症反应对立统一的两个方面,一旦失衡将导致内环境失衡,引起肺内、肺外器官功能损害。创伤、感染等原因导致器官功能损害的过程常表现为两种极端,一种是大量炎症介质释放进入循环,刺激炎症介质瀑布样释放,而内源性抗炎介质又不足以抵消其作用,结果导致 SIRS。另一种极端是内源性抗炎症介质过多,结果导致 CARS。SIRS/CARS 失衡的后果是炎症反应扩散和失控,使其由保护性作用转变为自身破坏作用,不但损伤局部组织细胞,同时打击其他器官,导致器官功能损害。就其本质而言,ARDS 是机体炎症反应失控的结果,也就是 SIRS/CARS 失衡的严重后果。

总之,创伤、感染、误吸等直接和间接损伤肺的因素均可导致 ARDS。但 ARDS 并不是细菌、毒素等直接损害的结果,而是机体炎症反应失控导致的自身破坏性反应的结果。ARDS 实际上是 SIRS/CARS 失衡在具体器官水平的表现。

四、病理生理改变

(一)肺容积减少

ARDS早期肺容积减少,肺总量、肺活量、潮气量和功能残气量明显低于正常,其中以功能残气量减少最为明显。

(二)肺顺应性降低

肺顺应性降低是ARDS的特征之一。主要与肺泡表面活性物质减少引起的表面张力增高和肺不张、肺水肿导致的肺容积减少有关。在ARDS的肺纤维化期,肺组织广泛纤维化使肺顺应性进一步降低。

(三)通气/血流比例失调

通气/血流比例失调是导致低氧血症的主要原因。由于ARDS肺部病变的不均一性,不同肺部病变区域中通气/血流比值不同。间质性肺水肿、肺萎陷可引起通气/血流比值降低,肺微血管痉挛或狭窄、广泛肺栓塞和血栓形成可引起通气/血流比值升高。

(四)对 CO_2 清除的影响

ARDS早期,低氧血症致肺泡通气量增加, CO_2 排出增加,引起低碳酸血症。ARDS后期,随着肺组织纤维化,毛细血管闭塞,通气/血流比值变化,无效腔通气增加,有效肺泡通气量减少,导致 CO_2 排出障碍,动脉血二氧化碳分压升高,易出现高碳酸血症。

(五)肺循环改变

大量炎症介质释放及肺内皮细胞、上皮细胞受损,肺毛细血管通透性明显增加,引起肺动脉高压。ARDS早期,肺动脉高压是可逆的,ARDS后期的肺动脉高压是不可逆的。ARDS肺动脉楔压一般为正常,这是与心源性肺水肿的重要区别。

五、临床表现

ARDS病因复杂,严重创伤,尤其截肢、巨大创面及骨折时,表现隐匿或不典型,与X线胸片不一致,需高度警惕。

(一)症状

呼吸过速、呼吸困难、口唇及指端发绀并进行性加重是ARDS的主要临床表现。患者严重缺氧,呼吸窘迫,一般氧疗无法缓解,伴烦躁不安、心率增快、口唇及指甲发绀,发热、畏寒、咳嗽和咳痰等。

(二)体征

早期无明显体征,可表现呼吸过速,随病情进展出现唇及指甲发绀,吸气时锁骨上窝及胸骨上窝下陷,有的患者两肺听诊可闻及干湿啰音、哮鸣音,后期肺实变时,可闻及呼吸音减低或湿啰音。

六、临床分期

按照 Moore 标准,一般将 ARDS 分为 4 期(表 8-1)。不同原因引起的ARDS,其临床表现可能会有差别。创伤性 ARDS 分期明确,病程呈急性过程。

表 8-1　ARDS 临床分期

鉴别项目	急性损伤期	相对稳定期	急性呼吸衰竭期	终末期
发病	损伤后数小时	6～48 小时后	发展迅速	进展快
主要特征	呼吸过速,过度通气	呼吸加快,呼吸困难,肺部湿啰音,肺内静动脉血分流增加	发绀、呼吸窘迫,干湿啰音增多,心率增快,氧疗难纠正	呼吸窘迫加重,发绀加重,严重缺氧、嗜睡、谵妄、昏迷等,心力衰竭或休克
血气分析	低碳酸血症 PaO_2 正常或降低	低碳酸血症 PaO_2 下降	PaO_2 下降明显	高碳酸血症 混合型酸碱失衡
X 线检查	无阳性发现	细网状浸润影	典型的、弥漫性	大片状实变影,"白肺"

七、辅助检查

(一)动脉血气分析

动脉血气是评价肺气体交换的主要临床手段。ARDS 早期至急性呼吸衰竭期,常表现为呼吸性碱中毒和不同程度的低氧血症,肺泡-动脉氧分压差升高 >6.0 kPa(45 mmHg)。氧合指数进行性下降,可反映 ARDS 低氧血症的程度,ARDS 后期往往表现为动脉二氧化碳分压升高。

(二)X 线胸片检查

早期 X 线胸片为阴性,进而肺纹理增加,出现斑片状阴影,后期为大片实变阴影,可见支气管充气征。ARDS 的 X 线改变常较临床症状延迟 4～24 小时,受治疗干预影响大。液体复苏肺水肿减轻、机械通气,PEEP 应用等均可影响 X 线胸片上的阴影,使其减少。

(三)呼吸力学监测

床边呼吸功能监测仪监测可见肺的特征性改变为顺应性降低和气道阻力增加,呼吸力学监测是反映肺机械特征的重要手段。

(四)肺功能检查

肺容量和肺活量、功能残气量均减少,呼吸无效腔增加,无效腔量/潮气量>0.5,肺内静动脉血分流量增加。

(五)血流动力学监测

血流动力学监测对 ARDS 的诊断和治疗具有重要的意义。ARDS 的血流动力学常表现为肺动脉楔压正常或降低。监测肺动脉楔压有利于鉴别心源性肺水肿。

(六)支气管肺泡灌洗

ARDS 患者肺泡灌洗液检查可发现中性粒细胞明显增高,存在大量的嗜酸性细胞,对诊断和治疗有指导价值。根据肺泡灌洗液中蛋白含量与血浆含量,可评价肺泡毛细血管屏障损伤程度。

(七)胸部 CT 检查

胸部 CT 是评价 ARDS 肺组织可复张性的"金标准"。通过计算 ARDS 塌陷和通气不良肺组织容积的减少,胸部 CT 可以准确评价肺复张方法(recruitment maneuver,RM)、PEEP 引起的肺复张程度。胸部 CT 不仅可以分析 ARDS 肺组织可复张性,也可以评价 ARDS 肺组织过度膨胀。

(八)胸部超声检查

胸部超声检查具有无创、床旁和反复应用的优点。可成功的用于诊断胸腔积液和气胸,可评价 ARDS 患者塌陷肺泡复张情况。

(九)电阻抗断层成像技术

电阻抗断层成像技术能无辐射、无创伤、较准确的反映肺不同区域气体分布状态和容积改变,可能是实现 ARDS 床旁个体化潮气量选择、实施肺复张和指导PEEP 选择的重要手段和希望。可起到评价肺组织局部通气状态,测量功能残气量,评价肺组织灌注,评价局部肺力学特征的作用。

八、诊断和鉴别诊断

(一)诊断标准

1.Murray 评分法诊断标准

1988 年,Murray 等人提出的 ARDS 评分法诊断标准包括 3 个方面:肺损伤程度的定量评分;具有 ARDS 患病的危险因素;合并肺外器官功能不全。

根据氧合指数、PEEP 水平、X 线胸片中受累象限数及肺顺应性变化的评分评价肺损伤程度。0 分无肺损伤,0.1~2.5 分轻中度肺损伤,评分>2.5 分为重度肺损伤,即 ARDS。因为 Murray 标准用于临床过于繁琐,临床应用少。本书不再详细介绍。

2.欧美联席会议诊断标准

1994 年,欧美 ARDS 联席会议提出新标准,被广泛推广采用。

急性肺损伤:急性起病;氧合指数需≤40.0 kPa(300 mmHg)(不管 PEEP 水平);正位 X 线胸片显示双肺均有斑片状阴影;肺动脉楔压≤2.4 kPa(18 mmHg),或无左心房压力增高的临床证据。诊断 ARDS 除要满足上述急性肺损伤的诊断标准外,氧合指数需≤26.7 kPa(200 mmHg),反映肺损伤程度更重。

3.柏林标准

2012 年提出的《ARDS 的柏林标准》已经取代了以往的 ARDS 诊断标准,其主要改变是取消了"急性肺损伤"的概念,并且取消了楔压的标准,同时加入了最小的呼吸及设定条件,ARDS 的柏林定义需满足以下标准。

(1)呼吸症状必须在已知的临床损害 1 周内出现,或者患者在 1 周内出现新的症状。

(2)X 线或 CT 扫描示双肺致密影,并且胸腔积液、肺叶/肺塌陷或结节不能完全解释。

(3)患者的呼吸衰竭无法用心力衰竭或体液超负荷完全解释。如果不存在风险因素,则需要进行客观评估(例如,超声心动图)排除静水压相关的肺水肿。

(4)低氧的程度决定了 ARDS 的严重程度。轻度 ARDS:氧合指数为 26.8~40.0 kPa(201~300 mmHg),且呼气末正压或持续气道正压≤0.7 kPa(5 mmHg);中度 ARDS:氧合指数为 13.5~26.7 kPa(101~200 mmHg),且 PEEP≥0.7 kPa(5 mmHg);重度 ARDS:氧合指数≤13.3 kPa(100 mmHg),且 PEEP≥0.7 kPa(5 mmHg)。

（二）鉴别诊断

ARDS最突出的临床征象为肺水肿和呼吸困难，在诊断标准上无特异性，因此，需要与其他能够引起和ARDS症状类似疾病相鉴别。

1.心源性肺水肿

心源性肺水肿多见于冠心病、高血压性心脏病、风湿性心脏病和尿毒症等引起的急性左心功能不全。

2.非心源性肺水肿

非心源性肺水肿见于肝硬化和肾病综合征，以及胸腔负压过大形成的复张性肺水肿等。

3.急性肺栓塞

各种原因引起的急性肺栓塞，患者表现为突然起病，剧烈胸痛、呼吸急促、呼吸困难、烦躁不安、咯血、发绀和休克等症状。

4.特发性肺间质纤维化

特发性肺间质纤维化病因不明，临床表现为患者出现刺激性干咳、进行性呼吸困难、发绀和持续性低氧血症，并逐渐出现呼吸功能衰竭。

5.慢性阻塞性肺疾病并发呼吸衰竭

此类患者既往有慢性胸、肺疾病病史，临床表现为发热、咳嗽、气促、呼吸困难和发绀。

九、治疗

（一）病因治疗

控制致病因素是ARDS治疗的关键环节，对骨折行早期固定、坏死组织彻底清除，充分引流感染灶，合理使用抗生素，可控制ARDS进展、降低病死率。

（二）呼吸支持治疗

1.氧疗

早期应选择有效地给氧方式，积极纠正低氧血症，以保证全身氧输送，改善组织细胞缺氧。

2.机械通气治疗

常规氧疗难以纠正严重低氧血症，或呼吸窘迫不能缓解时，应及早进行气管插管，实施机械通气。呼吸支持是ARDS的基本治疗手段，肺保护性通气策略是目前治疗ARDS最主要策略。

(1)选择小潮气量机械通气:常规大潮气量机械通气容易导致肺泡过度膨胀和气道压力过高,导致机械通气相关性肺损伤等。采用小潮气量($6 \ mL/kg$ 以下)机械通气,同时限制气道平台压$\leqslant 30 \ cmH_2O$(常用单位为 cmH_2O),可避免机械通气相关性肺损伤及肺外器官损伤,防止多器官功能障碍综合征,降低 ARDS 病死率。小潮气量机械通气是 ARDS 肺保护性通气策略的重要内容。

(2)积极充分肺复张:ARDS 广泛肺泡塌陷可导致顽固性低氧血症,部分可复张的肺泡周期性塌陷开放而产生剪切力,会导致或加重机械通气相关性肺损伤。采用 RM 在可接受的气道峰压值范围内,间歇性的给予较高的复张压,能促使塌陷的肺泡复张进而改善氧合。常用的肺复张方法主要包括控制性肺膨胀、PEEP 递增法及压力控制法。控制性肺膨胀是在机械通气时采用持续气道正压通气,一般设置正压水平 $30 \sim 45 \ cmH_2O$,持续 $30 \sim 40$ 秒,然后调整到常规通气模式。PEEP 递增法是将呼吸机调整到压力模式,先设定气道上限,一般为 35,然后每 30 秒将 PEEP 递增 $5 \ cmH_2O$,直至 PEEP 为$35 \ cmH_2O$,维持 30 秒。随后 PEEP 和呼吸机气道高压每 30 秒各递减 $5 \ cmH_2O$,直到实施肺复张前水平。压力控制法是将呼吸机调整到压力模式,同时提高呼吸机气道高压和 PEEP 水平,一般高压 $40 \sim 45 \ cmH_2O$,PEEP $15 \sim 20 \ cmH_2O$,维持 $1 \sim 2$ 分钟,然后调整到常规通气模式。

(3)选择合理的 PEEP:ARDS 患者应在充分肺复张的前提下,采用适当水平的 PEEP 进行机械通气。恰当的 PEEP 既能维持复张肺泡开放,又能防止肺泡过度膨胀,并且与 ARDS 病程、肺的可复张性、肺损伤类型及严重程度等因素密切相关。通常使用 PEEP $5 \sim 15 \ cmH_2O$ 水平可避免肺泡的塌陷。若有条件,应根据静态肺压力-容积曲线低位转折点压力$+2 \ cmH_2O$ 来确定合理的 PEEP。肺复张后使用恰当的 PEEP 维持塌陷肺泡复张是 ARDS 肺保护性通气策略的重要内容。

(三)容量和循环支持

液体管理是 ARDS 治疗的重要环节,应严格限制液体输入,提高胶体渗透压,降低静水压,消散肺水肿和改善肺功能。在 ARDS 早期,可静脉输注晶体液,当血清蛋白浓度降低时,可输注胶体液,如血浆和代血浆制品,必要时应用白蛋白。在维持足够心排血量和全身组织灌注的前提下,适当的限制输液和利尿。如果在血管内血容量恢复后不能保持系统灌注,如脓毒症休克时应该应用血管活性药物治疗来恢复最终的器官灌注并保持氧运输正常化。使用机械通气或PEEP 的患者,心排血量会受到抑制,可通过置入肺动脉导管或脉搏指示持续心排血量检测技术监测心排血量及左心室充盈压,保证有效循环及组织灌注。

(四)调控机体炎症反应

调控机体炎症反应是控制 ARDS、降低病死率的关键。适当的应用糖皮质激素、前列腺素、酮康唑、内毒素及细胞因子等治疗有利于 ARDS 预后和转归。早期应用大剂量激素,不能降低 ARDS 病死率,可增加感染的发生率。ARDS 晚期应用糖皮质激素有助于阻止肺纤维化的进展,可改善患者的生存率。布洛芬、吲哚美辛等对炎症反应有强烈的抑制作用,可降低体温和心率。前列腺素具有扩张血管、抑制血小板聚集、调节炎症反应、降低肺动脉和体循环压力、提高心排血量、氧合指数和组织供氧量的作用。酮康唑是强烈的血栓素合成酶抑制剂,对白三烯的合成也有抑制作用。内毒素单克隆抗体、细菌通透性增强蛋白可阻断内毒素对炎症细胞的激活,中和炎症介质。细胞因子等炎症介质的免疫治疗措施在感染及 ARDS 患者的临床试验中未观察到肯定的疗效。

(五)营养和代谢支持

ARDS 应尽早开始营养代谢支持治疗。根据患者的肠道情况,决定营养途径。肠道功能障碍者,采用肠外营养,应包括糖、脂肪、氨基酸、微量元素和维生素等营养要素,根据全身情况决定糖脂比和热氮比。总热量一般不超过患者的基本需要,因为总热量过高,可能导致肝功能不全、容量负荷过高和高血糖等并发症。肠道功能正常或部分恢复的患者,尽早开始肠内营养,有助于恢复肠道功能和保持肠黏膜屏障,防止细菌移位引起 ARDS 恶化。

(六)镇静、镇痛

机械通气患者应考虑使用镇静、镇痛剂,以缓解患者焦虑、躁动、疼痛,减少过度的氧耗。合适的镇静状态、适当的镇痛是保证患者安全和舒适的基本环节。机械通气时,应用镇静剂应先制订镇静方案,包括镇静目标和评估镇静效果的标准,根据镇静目标水平来调整镇静剂剂量。

(七)预防并发症

ARDS 进展易导致多器官功能障碍综合征。进行 ARDS 呼吸功能支持和治疗的同时,不应忽视对循环功能、肾功能、肝功能等器官功能的监测和支持。

1.预防呼吸机相关性肺炎

预防措施为积极治疗原发病、选择合适的抗生素、尽可能采用无创机械通气、缩短病程和机械通气时间。此外,还应加强物理治疗和营养支持,床头抬高45°,定时翻身、拍背,主动或被动性咳嗽、排痰和湿化疗法,充分发挥人体呼吸道非特异性防御功能的作用。

2.防治肺气压伤

积极治疗基础病、尽量减少呼吸机气道压力,建立引流通道,排除积气,预防肺气压伤。最常见的肺气压伤是气胸,一旦发现即应立即行胸腔闭式引流。如果连续吸引 24 小时后还有大量气泡溢出,提示存在支气管胸膜瘘,需行胸腔镜手术修补。如果出现纵隔气肿,机械通气将加重气肿的发生,可考虑非机械通气治疗,包括体外膜氧合器治疗等。

3.防治应激性溃疡

防治应激性溃疡应积极纠正低氧、CO_2 潴留、低血压,改善微循环和纠正酸中毒。针对应激性溃疡和上消化道出血的高危人群,应用抗酸药物或减少胃酸分泌的药。早期胃肠营养也有助于预防应激性溃疡。发现应激性溃疡出血后应积极给予有效的抗酸药物,同时还可经鼻胃管给予去甲肾上腺素加冰盐水或凝血酶治疗。

4.防治多器官功能障碍综合征

能引起多器官功能障碍综合征的病因很多,缺氧和休克导致的组织器官灌注不良和感染是主要因素。因此,应格外重视缺氧、休克和感染的治疗。

5.防治深静脉及肺动脉血栓形成

ARDS 为深静脉血栓及肺栓塞的高危因素。对于无出血高危因素的患者,应予预防性抗凝治疗,对于高危患者可予患者下肢加压绷带。

6.防治误吸

床头抬高至 45°能够显著减少重症患者误吸发生。此外,需定期改变患者体位,如可能,可予坐位或短程行走。该项措施能够促进气道分泌物排出,保持骨骼肌功能,降低深静脉血栓形成,改善生活质量。

第四节　骨筋膜室综合征

一、概述

骨筋膜室综合征即由骨、骨间膜、肌间隔和深筋膜形成的骨筋膜室内肌肉和神经因急性缺血、缺氧而产生的一系列早期的症状和体征,又称急性筋膜间室综合征、骨筋膜间隔区综合征。此类并发症是四肢损伤的严重并发症,发病急,进展快,不及时诊治可产生严重肢体功能障碍,甚至发展为挤压综合征、肾衰竭危及生命。多见于前臂掌侧和小腿。

高危人群多为青壮年骨折后。由于青壮年肌肉粗壮发达,能承受肌肉肿胀的有效间隙相比老年人小。

二、病因

(一)筋膜室内容物体积骤增

(1)肢体创伤骨折后出血、水肿。

(2)严重软组织挤压伤、挫伤。

(3)肢体血管损伤(断裂、痉挛、栓塞)。

(4)肢体血管损伤修复后,反应性肿胀及再灌注损伤。

(二)筋膜室容积骤减

(1)不适宜的外固定:石膏或小夹板固定。

(2)昏迷或全麻患者肢体长时间压在身下。

(3)筋膜缺损缝合过紧(肌疝:慢性代偿)。

(4)抗休克裤[压力>5.3 kPa(40 mmHg)时易发,压力为2.0~5.3 kPa(15~40 mmHg)时安全又止血]。

(三)慢性筋膜室综合征

新兵及运动员可见(前室功能丧失,运动后发作,休息后缓解)。

三、临床表现及诊断

(一)早期临床诊断依据

(1)持续性剧烈疼痛不缓解是最普遍最可靠的症状。特点:①疼痛难以用骨折后局部疼痛来解释,常呈深在性烧灼样,超出骨折区的范围;②不随骨折整复固定后减轻,反而加重;③止痛药不能缓解——肌肉完全坏死。

(2)肢体肿胀、触压痛明显(肌腹处)为最早出现的体征,应密切注意。此时,肢端脉搏尚可能触及,感觉检查尚可存在。

(3)肌肉被动牵拉痛是最重要的体征,被动牵拉实验阳性(肌肉缺血的早期表现)。

(4)血运障碍:远端动脉搏动减弱,皮肤颜色发紫。

(5)肌肉主动活动受限。

(6)神经功能障碍:肌力减弱和感觉障碍,主要是感觉障碍,尤其是两点分辨觉的变化。有研究发现,皮肤感觉紊乱(触觉、两点分辨觉)是神经缺血最敏感的早期体征。

(1)和(2)、(3)、(4)中任一项联合出现即可诊断/符合(2)、(3)、(5)三项可诊断/压力测试可确诊。值得注意的是,骨筋膜室综合征发展迅速,早期症状及体征易被误认为是外伤后的正常现象。

(二)晚期临床表现

典型的5P征:疼痛(pain)、苍白或大理石花纹(pallor)、感觉异常(paresthesia)、麻痹(paralysis)、无脉(pulselessness)。此时常表示病情已进入后期阶段,缺血对神经及肌肉组织造成的损害已不可逆转,往往已失去最佳治疗机会,导致肢体残疾甚至截肢的严重后果。

(三)辅助检查

诊断骨筋膜室综合征"金标准":测定室内组织的压力。

(1)Whiteside法简单有效,骨筋膜室内压:正常压力为<1.3 kPa(10 mmHg);压力为1.3~4.0 kPa(10~30 mmHg)提示室内压增高;压力为4.0~5.3 kPa(30~40 mmHg)提示室内压明显增高,被认为是骨筋膜室综合征的迫近期;室内压>4.0 kPa(30 mmHg)或比动脉舒张压低1.3~4.0 kPa(10~30 mmHg)可确诊。

(2)组织液压测量仪/近红外光谱/肌肉氧分压和腓深神经反应电位。

(3)胫前间隙无损伤测压法无需任何装置,于趾长伸肌腱与胫前肌腱之间触及动脉搏动,此位置上放置听诊器,患者平卧,患肢尽量抬高,缓缓放下,闻及动脉搏动音后继续缓缓放下至声音消失。测声音消失的平面距肱动脉平面的高度(H),再测肘窝血压。胫前间隙内压力=肱动脉舒张压-0.8H。

许多研究都指出,间隔内压力很少高到闭塞其内主要动脉血流,压力常低于舒张压。因此,应避免把动脉搏动是否存在作为诊断骨筋膜室综合征严重程度的指征。否则,可能因动脉损伤并血栓形成,最终导致肌肉坏死行截肢术。如果不能触及动脉搏动常常是动脉损伤而不是间隔内在压力增高的结果,最好做动脉造影明确诊断。

四、治疗

(一)保守治疗

保守治疗强调综合治疗应早期规范,要特别重视甘露醇的应用。

1.适应证

适应证：①病程在 6 小时内；②骨筋膜室综合征早期；③Whiteside 法测压 <4.0 kPa(30 mmHg)。

2.方法

治疗应注重脱水和激素的应用：防止血栓形成(低分子右旋糖酐)；血管扩张剂；保护肾功能；自由基清除剂；辅以间歇高压氧。

3.强力脱水剂和激素的应用

(1)甘露醇、呋塞米、地塞米松组成最佳脱水剂：甘露醇可迅速消除肿胀,呋塞米静脉维持缓滴,可避免脱水后的伤肿反跳。使用利尿剂时,要注意酸碱平衡和血容量的补充,观察并处理相关并发症。

(2)脱水治疗：20%甘露醇 250 mL＋呋塞米 40 mg＋地塞米松 5～20 mg,每 6 小时快速静脉点滴；呋塞米 40～60 mg＋地塞米松 10～20 mg 加入 500 mL 液体,静脉缓滴强化 48～72 小时。

4.半量甘露醇治疗作用机制

传统认为甘露醇无明显不良反应,但近十年来甘露醇诱导急性肾衰竭 (acute renal failure,ARF)的病例报道越来越多。许多学者研究表明,甘露醇致 ARF 与单次大剂量,特别是首次大剂量有明显关系,血中甘露醇浓度<10 g/L 较安全。0.25 g/kg 用量与 0.5～1.0 g/kg 用量所起的效力一致,故与全量甘露醇相比,半量甘露醇使血中甘露醇浓度<10 g/L 更安全。半量甘露醇治疗有与全量甘露醇相同的传统作用和抗细胞凋亡作用,更重要的是显著降低了 ARF 的发生。

用法：静脉滴注甘露醇 125 mL,15～20 分钟滴完,间隔 2～4 小时重复一次,可连续重复 2～3 次,24 小时内可重复 6～8 次。可联合应用维生素 C、丹参、激素等药物。肿胀、疼痛缓解后用药次数可相应减少,间隔时间相应延长,可持续应用 3～6 天。对于患肢麻木、苍白、肿胀、疼痛剧烈,皮肤紧张、发亮,局部触压较硬、压痛明显,主动活动障碍、被动牵拉痛等表现进行性加重者,前三次用药间隔时间可缩短到 2 小时。

5.七叶皂苷钠联合小剂量甘露醇

七叶皂苷钠 25 mg 加入 500 mL 生理盐水静脉滴注,1 次/天,联合应用 20%甘露醇 50 mL,2 次/天。七叶皂苷钠是由中药娑罗子干燥成熟果实中提取,有研究证实七叶皂苷钠能提高血浆内促肾上腺皮质激素与氢化可的松的浓度高达 10～20 倍,能提高肾上腺皮质的功能而且无肾脏毒性作用。甘露醇 90%以上从肾脏排泄,可导致肾小管细胞肿胀及空泡样变,并对肾血管有收缩作用,使肾小球滤过率降低,导致肾脏损害。七叶皂苷钠既可发挥两者抗炎消肿、降低组织间压力及对肢体缺血再灌注损伤的保护作用,又最大限度减少了甘露醇的不良反应。

6.保护肾脏功能

保护肾脏功能可应用碱性药物碱化尿液。作用:溶解血红蛋白结晶,纠正酸中毒。剂量必须严格掌握,以防微环境的碱化,影响氧合血红蛋白的解离,加重组织的缺氧。在临床上,一般采取小剂量分次给药的方法,每次静脉滴注 5%碳酸氢钠 $100\sim125$ mL,2 次/天,连用 2 天,如当天症状已控制,应立即停用。

(二)手术治疗

1.手术时间/指征

(1)以发病后 $6\sim8$ 小时为宜。

(2)若保守治疗 4 小时后效果不佳,观察 $2\sim3$ 小时,如症状体征无缓解,呈进行性加重,或进入中期的病例,要及时手术。

(3)骨筋膜室综合征一旦确诊,应立即进行筋膜间室切开减压术。

(4)最直观的方法是测定各筋膜室压力,室内压 >4.0 kPa(30 mmHg)或比动脉舒张压低 $1.3\sim4.0$ kPa($10\sim30$ mmHg)时,就应行切开减压。

(5)如果患者伤肢持续性且疼痛进行性加重,高度肿胀,筋膜室张力增高,足趾被动牵拉引起小腿肌肉疼痛,有一定的神经功能障碍体征,就具备手术指征(典型症状)。

总之,手术时机选择应以临床症状进行性加重为前提,以筋膜室测压为根据,勿以肢体远端动脉搏动是否存在为指征,宁早勿晚。由于本症发展迅速、后果严重,对其治疗,宁可失之于过早切开,而不可失之于观察。

2.手术原则

骨筋膜室综合征是一种具有恶性循环、进行性坏死的疾病,手术原则是无论采取何种措施都要打开恶性循环圈。可以行筋膜间室切开减压术;合并胫腓骨骨折、血管损伤者,同时行骨折内、外固定或血管修补、吻合。

3.切开减压方式

(1)大切口(皮肤、筋膜全部切开)。

(2)皮肤多处小切口,皮下潜行筋膜切开。

(3)皮肤平行交错小切口,皮下潜行筋膜切开等方式。

4.小腿骨筋膜室综合征减压方式

(1)双切口筋膜间室切开减压:最常用内侧切口在胫骨后缘的后方2 cm处,减压深、浅后室;外侧切口在腓骨干前方2 cm处,减压胫前室、外侧室。

(2)腓骨周围切开减压:单一外侧切口进入4个间室;腓骨切除筋膜切开减压,外侧切口切除中段2/3,保留远近段8～10 cm。

(3)小切口:肿胀明显处内外各作5～10 cm切口,向远近端潜行减压(不提倡)。

5.注意事项

(1)不用止血带。

(2)手术时皮肤和筋膜的切口要够大,一般＞16 cm,应达肿胀肌组的全长(近肢体全长)。

(3)深筋膜及肌筋膜均要切开,使各筋膜均能充分减压。

6.术后处理

术后常规抬高患肢、制动、消肿、伤口换药、抗感染,并给予低分子右旋糖酐及血管扩张剂等,防止血栓形成及血管痉挛,保护肾功能,可应用碱性药物碱化尿液,并辅以间歇高压氧治疗。患肢肿胀消退、创面无坏死感染时,切口予Ⅱ期缝合或植皮。

7.创面处理

(1)待水肿消退、创面无感染时,切口予Ⅱ期缝合或植皮。

(2)皮肤牵拉一期闭合伤口,可使用硅胶环牵拉皮肤,逐渐拉拢闭合伤口。

(3)封闭式负压吸引术。

第五节 挤压综合征

一、定义

人体的肌肉部位,尤其是肌肉丰富的肢体,当受到一定压力持续挤压,可发生缺血、缺氧,肌肉坏死、溶解。程度轻的治愈后不发生明显的功能障碍,程度较重的,特别是前臂和小腿肌肉被致密的筋膜和骨间膜包绕,解除外力压迫后缺血组织血流再灌注可引起高度肿胀,再次产生较高压力而致组织坏死,发生挤压伤或骨筋膜室综合征。如果挤压伤合并有肌红蛋白尿或急性肾衰竭的一系列临床表现者,即为挤压综合征。

二、发病机制

挤压伤导致肾功能损害的机制虽经大量研究,目前仍不甚清楚。其中两大因素在挤压综合征的肾功能损害中占主导地位,一是肌红蛋白尿,二是肾脏缺血缺氧。

(一)肌红蛋白尿的作用

挤压综合征的死者,解剖肾脏可发现在其未染色的切片有大量棕褐色的色素管型,已鉴定证实为肌红蛋白及其衍生物。肌红蛋白在酸性尿中很快沉淀形成酸性正铁细胞色素,最终形成管型阻塞肾小管。

(二)肾脏缺血缺氧

发生挤压伤时,机体产生应激反应,下丘脑-垂体-肾上腺轴被激活,释放大量儿茶酚胺类物质,引起肾血管收缩,肾血流减少。而挤压伤大量的液体渗出也可导致失血性休克,使肾动脉灌注压下降,肾血流减少,肾脏缺血性损伤加重肌红蛋白尿的毒性,共同导致了急性肾衰竭的发生。

三、临床表现

在局部受压及休克等挤压伤表现基础上,挤压综合征患者主要表现为肌红蛋白尿、少尿或无尿及肾衰竭临床表现。

(一)尿液颜色改变

患者多在伤后第一次或第二次排尿时,出现茶褐色、红褐色或酱油色的肌红蛋白尿,而镜检无红细胞或红细胞极少,这对早期诊断十分重要。一般来说,肌红蛋白尿越严重,持续时间越久,则发生急性肾衰竭的机会越多。

(二)急性肾衰竭临床表现

大部分患者在肌红蛋白尿发生后即可出现肾区痛,尿量减少,即使纠正休克后尿量也并不增加,使用利尿剂无反应,当尿量持续<17 mL/h,或<400 mL/24 h时,即可诊断为少尿,从此时进入挤压综合征急性肾衰竭少尿期。少尿期主要表现为"三高""三低"和"三毒"。三高:①高钾血症,血钾>6 mmol/L,主要由于尿钾排出减少,挤压组织分解释放大量 K^+ 入血,酸中毒大量 K^+ 转移至细胞外,以及摄入 K^+ 过多;②高磷血症,无机磷大量从细胞内释出,不能从肾脏排泄,血磷浓度常>2.6 mmol/L;③高尿酸血症,由于嘌呤分解,尿酸代谢亢进,血清尿酸异常增高,通常很快＞950 mmol/L,因此易被误诊为高尿酸血症肾病。三低:①低钠血症,主要是稀释性低钠血症,表现为急性水中毒;②低氯血症,也是稀释性低氯血症,表现为腹胀、呼吸表浅、抽搐等;③低钙血症,被认为是肌红蛋白尿急性肾衰竭特点,在肌溶解时钙沉积于损伤部位是低钙血症原因之一。三毒:①水中毒,常是抗休克时输液过多,有进无出,致左心衰竭、水肿、组织水肿、高血压;②尿毒症,为氮质血症,血肌酐、尿素氮升高;③酸中毒,在早期多由于乳酸堆积所致代谢性酸中毒,晚期为非挥发性酸硫酸根堆积所致代谢性酸中毒,表现为恶心、呕吐、嗜睡、呼吸深大和低血压。

四、诊断

(一)病史

有长时间受重物挤压史,时间一般在 2 小时以上,或肢体有受伤骨折史。

(二)症状体征

肢体受压后数小时逐步出现痉挛、肿胀、皮肤变硬、血液循环障碍、脉搏变弱、局部肌肉挤压痛,被动牵张肌肉可引起剧痛。进一步出现无脉、苍白、麻痹、感觉异常和与损伤程度不相称的剧痛。

(三)组织内压测定

测定方法包括针式测量仪、带芯导管法等。一般认为当组织间压力升高至与舒张压之差只有 1.3～4.0 kPa(10～30 mmHg)时,结合临床表现,可紧急切开深筋膜减压。

(四)伤肢动脉血供监测

伤侧收缩压与健侧肢体收缩压之比称为动脉血压指数,可用超声多普勒测量,此比值＜0.9,说明肌肉组织受压,或动脉血管损伤。

(五)休克

挤压伤大量液体渗出,转移至第三间隙,导致有效循环血容量不足,可产生休克表现。

(六)肌红蛋白尿诊断

尿液呈棕褐色或酱油色,尿潜血实验阳性,新鲜尿液镜检发现色素管型,而红细胞甚少。

(七)急性肾衰竭的诊断

肌红蛋白尿诊断成立,并伴有少尿或无尿、高钾血症、高磷血症、低钙血症、高尿酸血症、代谢性酸中毒、水肿等即可诊断。

五、预防

现场抢救：原则是快速解除局部压力，改善循环，减少有害物质吸收入血，预防感染发生。

(一)筋膜间隙切开减压

一旦发展为骨筋膜室综合征，组织测压筋膜间室压力超过 4.0 kPa (30 mmHg)，或肢体存在进行性肿胀，持续疼痛，被动牵拉痛和麻痹时，就有切开指征。

(二)抗休克

挤压伤患者大多有不同程度的有效循环血容量不足，早期补足血容量，不仅是防治休克的重要措施，而且由于肾血流量增加，肾脏缺血缺氧减少，对防止肌红蛋白尿所引起的急性肾功能损害也有良好预防作用。因此，即使早期并无明显休克表现的挤压伤患者，也应注意早期适当补液，保证肾脏血液灌注，补液同时应舒张血管，有条件时应监测中心静脉压，特别是患者尿量减少时更应引起重视，以免盲目大量补液所致急性左心衰竭和肺水肿发生。

(三)碱化尿液和利尿

肌红蛋白尿在酸性尿液中易沉积损害肾小管，导致急性肾衰竭发生，而在碱性尿液中溶解度增加，所以尽早碱化尿液是必要措施，可给予 5% $NaHCO_3$ 100～200 mL 静脉滴注，对于早期肌红蛋白尿尚不明显的患者，单独输入平衡盐溶液既有碱化尿液的作用，同时检测尿液 pH 或血气分析，防止代谢性碱中毒发生。在碱化尿液同时，应及时利尿处理，大量尿液冲刷可防止肾小管色素管型的形成。

(四)防治感染

挤压伤时常有开放伤存在，而且受挤压肌肉缺血坏死时，也可并发感染。首先要注意现场抢救中可能存在的伤口，进行严格无菌处理，及时应用破伤风疫苗，对深部伤口应及时扩创，防止气性坏疽和厌氧菌等特殊感染发生，其次在不知道细菌种类的情况下，先选用强大的广谱抗生素，及时留取伤口标本进行培养，明确病原体后大剂量使用敏感抗生素，如有脓肿形成，应及时切开引流，防止脓毒血症，一旦发现坏死组织，要彻底切除。

(五)严密监护肾功能

密切观察每小时尿量、比重、颜色、pH 等,将患者对输液、利尿剂的反应分析和记录,以便对肾功能状况做出及时判定。

六、治疗

急性肾衰竭诊断一旦明确,则应尽快按急性肾衰竭处理原则进行处理,如早期改善肾脏血液循环、利尿限水、碱性药物纠正酸中毒、纠正高钾血症等常规处理。而且目前血液净化技术发展迅速,可暂时替代部分肾脏功能,维持机体内环境稳定,等待受损的自身肾脏功能恢复,主要方法如下。

(一)腹膜透析

早期的血液净化技术,对于挤压综合征患者,特别是医疗条件较差,成批患者需要救治,现有设备不足时,腹膜透析是最好选择。对于挤压综合征患者,推荐进行间歇性腹膜透析,可以快速清除水钠及有毒物质。每次灌入腹腔透析液 1 000~2 000 mL,每 2 小时为 1 个周期,每天 5~10 次。应注意防止穿刺插管时损伤肠道及膀胱,防治腹腔感染。腹膜透析期间大量蛋白质、维生素流失,应注意补充。

(二)血液透析

血液透析作为一般急性肾衰竭的常规肾脏替代治疗,对小分子毒素清除能力强大,在抢救挤压综合征急性肾衰竭治疗上占有中心地位。

(三)血浆置换

分离全部或部分病理血浆并弃之,另外补充相应量的健康血浆或人血清蛋白等胶体溶液和一定量晶体溶液,以清除代谢废物。

(四)血液滤过

通过加大跨膜压,将水分和溶质清除,然后通过输液补回相应容量的平衡液,以排除毒物和维持酸碱平衡。挤压综合征患者中分子中毒症状明显,包括恶心、呕吐、瘙痒等,可采取此法。

(五)连续性肾脏替代治疗

连续性肾脏替代治疗是采用持续、缓慢滤过的操作方法,加大体外循环中的血流量,使用高通透性、生物相容性好的滤器,设置精确地液体平衡系统。治疗时血流动力稳定,对心血管功能影响小,可按需要同时补充营养,不影响正常治疗,可持续、稳定地控制氮质血症及维持水、电解质和酸碱平衡,也可不断清除循环中大、中分子物质及其他毒素,也可很好的清除肌红蛋白,减轻肾损害。通过接受胃肠外营养,维持患者良好的营养状态,这对于高分解代谢的挤压综合征重症急性肾衰竭特别适用。

七、预后

挤压综合征死亡率可达 50%,主要是因为多发伤、合并伤,严重感染,急性肾衰竭未行有效肾脏替代治疗。如果单纯性肌肉损伤并发急性肾衰竭,有及时良好的处理,20%的急性肾衰竭遗留慢性肾衰竭,逐渐进入慢性肾衰竭尿毒症期。

第六节　弥散性血管内凝血

一、定义

弥散性血管内凝血(disseminated intravascular coagulation,DIC)是指血液中的凝血因子和血小板,被多种异常侵入的促凝因子激活,发生序贯连锁反应,导致全身血液出现凝固,形成大量微血栓,继而又因血小板和凝血因子的过量消耗,以及进一步出现并逐步增强、亢进的纤维蛋白溶解等病理过程,而由此引发的系列临床综合征。

二、病因

(一)常见病因

1.血管内皮损伤

常见于感染、酸中毒、烧伤、休克和缺氧引发的血管内皮损害,胶原组织外露,促使血小板凝集,启动内源性凝血途径,引起血管内凝血;同时,损坏的血管内皮细胞还可通过释放组织因子引发外源性凝血途径,或者两者共同作用。

2.促凝物质进入血液循环

严重的组织细胞损伤可将凝血因子释放至血液循环中,启动外源性凝血途径。常见于大型手术、挤压综合征、脂肪栓塞、烧伤、肿瘤放化疗、产科疾病等。同样,溶血性输血反应、大量输入库存血、严重输液反应、溶血性疾病等因素会导致红细胞和血小板大量破坏,释放各种与凝血有关的组织因子,引起凝血。最后,蛇毒、细菌毒素等促凝物质进入血液循环,会激活血液内的凝血酶,导致凝血。

(二)常见诱因

1.休克

休克为 DIC 之表现,也是 DIC 的发病诱因,休克可引起血流动力学的紊乱,使血流缓慢,血小板活化。休克也可使组织细胞缺氧坏死,引起组织因子释放,出现代谢性酸中毒,血管通透性增加,血浆外渗,引起血液浓缩及黏滞度增高。

2.酸中毒

重度感染合并酸中毒,使 DIC 发生率增加 3～4 倍。酸中毒会导致血管内皮细胞损害,胶原组织外露,血小板凝集,引发凝血。

3.单核-巨噬细胞系统功能受抑

严重肝病、脾切除术后、肾上腺皮质激素大量应用可封闭单核-巨噬细胞功能,降低其清除已激活凝血因子的能力。

4.缺氧

缺氧导致组织坏死,细胞溶解,内皮细胞损伤,凝血因子释放。

5.妊娠

妊娠期多种凝血因子水平增高,如高纤维蛋白原血症、血小板活性增强、纤溶活性减低、血流动力学异常等,均影响 DIC 发生。

三、病理生理及发病机制

(一)以凝血酶生成为中心的凝血过程启动

DIC 的发病机制复杂,中心环节为凝血酶原被激活。组织因子和炎症因子是最主要的两大类凝血酶原激活启动因子。其中,组织因子释放后,在钙离子作用下,与因子Ⅶ、Ⅴ、Ⅹ起作用形成凝血活酶,称为外源性凝血活酶生成。而血管内皮损伤后,血液和受损的内皮胶原、微纤维、基底膜和异物接触,在钙离子作用下,激活血浆内因子Ⅻ,引发因子Ⅺ活化,随后激化因子Ⅹ,形成凝血活酶,称之为内源性凝血活酶生成。

凝血活酶生成后,可激活血液内非活性的凝血酶原,使其成为具有活性的凝血酶。而凝血酶能激活因子Ⅴ和Ⅷ,使血小板凝集后继续释放促凝血因子。所以,少量的凝血酶的形成将以自身催化作用导致大量凝血活酶形成,加速凝血过程。凝血酶使纤维蛋白原转化成纤维蛋白,出现凝血。这种以纤维蛋白为核心的小血栓会大量沉积在微循环内,引发的微循环障碍,最终以相应组织器官的功能障碍表现出来。

(二)纤维蛋白溶解

凝血过程启动后,机体内的纤溶系统活跃,将血浆内的活化素原激活形成活化素。在活化素、凝血酶、缺氧、舒血管素等的共同作用下,纤溶酶原变成纤溶酶。纤溶酶能分解纤维蛋白、纤维蛋白原、凝血酶原和多种凝血因子,形成的碎片如纤维蛋白降解产物(fibrin degradation product,FDP)有抑制凝血酶、纤维蛋白单体和血小板的作用,导致凝血功能严重受损。

四、临床表现

DIC的临床表现常发生在原有疾病的基础之上,多为原有疾病恶化进展的征兆,病死率可达80%。死因常有颅内出血、消化道出血、肺出血和呼吸衰竭等。

(一)出血

早期可见穿刺点渗血,皮下、黏膜下淤血;创面广泛渗血;消化道出血,呕血或便血;咯血,呼吸困难;颅内出血,恶心、头痛、感觉运动障碍等表现。

(二)休克

休克发病常较急,往往单用原有疾病难以解释,多伴有出血及重要脏器功能不全表现。一旦休克发生,较难纠正。

(三)微血栓栓塞导致微循环障碍

微循环障碍常表现为在出血基础上突发急性呼吸窘迫综合征,少尿、无尿,腹胀、肠鸣音消失,甚至出现意识障碍等。后期还会因出血、溶血产生严重的贫血。

(四)溶血

急性溶血表现为发热、腰背痛、血红蛋白尿、黄疸、乏力、贫血等;慢性溶血表现为贫血、黄疸、乏力等。

五、诊断

(一)临床表现

当患者存在易发因素时,除上述临床表现外,还可出现:静脉血抽出后很快凝集;突发多个部位的栓塞或出血;外伤出血不凝;抗休克治疗效果不佳并快速进展;不明原因的贫血或贫血加重;出现呼吸窘迫综合征、急性肾衰竭并能排除其他原因。

(二)化验检查

DIC 均伴有血小板减少,动态测定血小板计数对临床有重要意义;DIC 时,微血栓的大量形成需要消耗大量的纤维蛋白原,使纤维蛋白原含量降低,纤维蛋白降解产物增加;病情进展时,纤溶系统的活化和纤维蛋白降解产物逐步增高;活化部分凝血活酶时间(activated partial thromboplastin time,APTT)及血浆凝血酶原时间(prothrombin time,PT)延长,动态检测 APTT 和 PT 的变化更具临床意义。

(三)诊断标准

具备下列 3 项以上异常即可诊断:血小板计数$<100\times10^9$/L 或呈进行性下降;纤维蛋白原<1.5 g/L(正常 2~4 g/L)或呈进行性下降;纤维蛋白降解产物>20 mg/L(正常<5 mg/L);凝血酶原时间缩短或延长 3 秒以上,或呈动态性变化;外周血破碎红细胞比例$>10\%$;红细胞沉降率<10 mm/h。

六、鉴别诊断

(一)遗传性纤维蛋白原缺陷症

该病为先天性出血性疾病,纤维蛋白原缺少或完全缺失。凝血因子和血小板正常,血中无纤维蛋白原降解产物。

(二)肝脏疾病

肝脏疾病会导致多种凝血因子合成障碍,即便未引发 DIC,临床症状也与 DIC 极为相似。两者的鉴别主要在于血中有无 FDP,有 FDP 则提示 DIC 已经发生。但是对于肝病患者,手术易引发 DIC。一旦出现出血不止,应按 DIC 进行治疗。

七、治疗

(一)针对原发病因的治疗

积极有效的治疗原发病是终止 DIC 发展的最有效措施。对创伤性骨折患者除及时的止血、恰当的清创、固定和止痛、维持循环稳定外,还应判断是否并存可能加速 DIC 产生的诱发因素,及早加以预防和处理,如可能的感染、休克、高龄体弱、合并慢性基础疾病等。

(二)针对血液状态的治疗

1.微血栓形成期的治疗

此时血液处于高凝状态,抗凝是该期的主要治疗措施。通常以肝素或低分子肝素来抑制微血栓的形成。

2.消耗性低凝期的治疗

微血栓的广泛形成消耗了大量的凝血因子。此时的治疗应在充分的抗凝基础上进行,以避免补充的凝血因子又转化成了血栓,反而加重病情。常用的药品有新鲜全血、新鲜血浆、纤维蛋白原、血小板、凝血酶等。

3.继发纤溶亢进期的治疗

此期以微血栓中的纤维蛋白大量溶解引发出血为主要临床表现。抗纤溶治疗为主要手段,常用药物包括 6-氨基己酸、氨甲环酸等。要强调的是,此疗法对明显的出血有一定帮助,但对因微血栓阻塞微循环造成的器官组织功能障碍无益。因此,此方法不主张常规使用。

第七节　深静脉血栓形成

一、定义

深静脉血栓是各种原因导致静脉壁损伤、血液淤滞、凝血系统功能亢进等,使得红细胞、白细胞、血小板和纤维蛋白在深静脉形成凝块,造成静脉回流受阻所致的一系列临床综合征,易引起致死性肺栓塞,临床上应引起重视。

二、诊断

(一)病史

患者如有心、脑疾病,外伤、手术后长期卧床,或妊娠、肥胖、恶性肿瘤、口服避孕药等情况,出现肢体肿胀、疼痛、浅静脉曲张、皮肤色素沉着等时,应该考虑此病。

(二)临床表现

1.疼痛

深静脉血栓形成常伴有反射性疼痛,这是静脉壁炎症性变化和血栓上游静脉急剧扩张所致。疼痛多呈胀痛,疼痛的程度与血栓部位、大小、炎症反应轻重和个体差异有关。

2.肢体肿胀

深静脉血栓形成引起栓塞局部血流减慢和淤滞,导致血栓远端脉压升高、缺氧,使受累区血管通透性增加,出现肢体肿胀,但是由于侧支循环的建立,肿胀症状可不明显。

3.浅静脉曲张

由于深静脉主干形成血栓,血栓远端静脉压升高,一些相关浅部小静脉发生充血、扩张,表现为一些浅表小静脉出现曲张,这是一种代偿性改变。栓塞后综合征:本综合征的发生率于栓塞后2年为20%,5年可达50%～70%。主要是由于深静脉功能不全,导致患肢不适、水肿、静脉曲张、皮肤色素沉着和溃疡等。

4.全身症状

急性发病患者常出现发热,伴白细胞计数增高等现象。有38%～70%的患者经肺灌注显像检查等可发现肺栓塞,甚至有的患者局部症状不明显,却出现肺栓塞的临床表现。

(三)实验室检查

1.凝血四项

凝血四项的检测结果对深静脉血栓的诊断及指导用药有重要意义。

2.血小板聚集试验

血小板聚集率增高有参考价值。

3.血液流变学检测参数

静脉血流缓慢、血液淤滞有利于活化凝血因子,是血栓形成的关键。

4.放射性纤维蛋白原试验

凡测定值增高20%且持续升高24小时以上者,提示该处有血栓形成。

目前,国内大多数临床医师还是依靠临床经验诊断下肢深静脉血栓的有无。超声多普勒检查,多用于初期的筛选和检测。静脉造影一直是诊断的“金标准”。另外,深静脉血栓形成还可通过连续波多普勒超声成像、探头加压、B型超声波检查、静脉CT血管成像或通气灌注下肢深静脉核素显像。

三、鉴别诊断

(一)下肢急性淋巴管炎

下肢急性淋巴管炎发病时,足和下肢出现大片灼热、肿痛、红斑,边缘清晰,向四周扩散,常伴寒战和高热。反复发作可见淋巴管阻塞引起的淋巴水肿。下肢深静脉血栓形成者,下肢广泛性肿胀,但疼痛发红不明显,并伴浅静脉曲张。

(二)下肢急性动脉闭塞

下肢急性动脉闭塞多发于风湿性心脏病、冠心病伴心房颤动的患者,下肢突然剧痛、苍白、厥冷、感觉减弱或消失,阻塞水平以下的动脉搏动消失,肢体肿胀,浅静脉不扩张。

(三)原发性下肢深静脉瓣膜功能不全

深静脉主干的管腔通畅,瓣膜外形正常,但其游离缘松弛下垂,不能紧闭对合,引起深静脉高压、淤血、倒流,发生下肢肿胀、浅静脉曲张和溃疡等。需做下肢小腿逆行静脉造影以鉴别。

(四)小腿肌肉损伤

小腿深静脉破裂出血,跖肌肌腱断裂,能引起小腿肌肉肿胀和疼痛。该病多伴外伤史,小腿损伤处皮肤可见瘀斑。

(五)小腿肌纤维组织炎

该病发病多与风湿有关,表现为小腿疼痛、疲劳感,可与小腿深静脉血栓形成相混淆,但该病无肢体肿胀,腓肠肌局部轻度压痛,可作超声或顺行静脉造影以鉴别。

四、分型

(一)下肢深静脉血栓形成

按照血栓形成的部位、范围和程度不同,分为周围型、中央型和混合型。周围型为腘静脉以下静脉血栓形成、腓肠肌肌静脉丛血栓形成。中央型为髂-股静脉血栓形成。混合型为血栓向近、远端扩展累及全下肢静脉血栓形成。

(二)上肢深静脉血栓形成

患者多为体格健壮、肌肉发达的健康青年男性,右侧多于左侧。发病前大都有上肢拉伤、过度用力、过伸或过度外展,或锁骨下静脉穿刺等病史。临床上出现上肢肿胀、疼痛、桡静脉怒张和皮肤发绀等四大症状为本病的主要特征。

五、治疗

(一)一般处理

深静脉血栓形成的急性期,如疼痛剧烈,可给予镇静、止痛剂,如巴比妥类、可待因等。卧床休息,抬高患肢及应用湿热敷可缓解血管痉挛、减轻疼痛,协助侧支循环的建立,促进炎症的吸收。若合并动脉痉挛,可辅以区域性交感神经阻滞术以解除动脉痉挛,缓解症状。炎症引起血栓者应积极抗感染治疗。

(二)抗凝治疗

1.普通肝素

(1)适应证:①预防血栓形成或管腔阻塞,如手术后深静脉血栓形成、肺栓塞、体外循环、血液与腹腔透析、介入治疗与心导管、心房颤动及人工瓣膜置换术后。②治疗血栓形成,如急性动脉和静脉血栓形成、肺梗死和肺动脉高压、急性心肌梗死,弥散性血管内凝血、肾病综合征和急进性肾小球肾炎等。

(2)禁忌证:有出血性疾病或有出血倾向者;有活动性出血,如肺结核(空洞)、消化性溃疡、脑出血或恶性高血压者;手术,尤其是脑部手术;妊娠和分娩后;严重心、肝、肾功能不全;恶病质者。

(3)剂量和用法:静脉注射多用于需快速抗凝的患者,可作持续静脉滴注或间歇静脉注射,5 000~10 000 U/次,每3~4小时1次,静脉滴注时,1万~2万 U/d,用5%葡萄糖注射液或0.9%氯化钠注射液稀释后,以20~30滴/分钟的速度静脉滴注;皮下注射,应将每天剂量均分为2~3份,每12小时或8小时皮下注射1次。慎作肌内注射,严防发生局部出血。

(4)不良作用及其处理。①自发性出血,发生率为7%~10%。预防措施:按时检测APTT或肝素浓度,力求APTT控制在正常值的1.5~2.5倍,一旦发生出血,应酌情减少剂量甚至停药,或静脉注射硫酸鱼精蛋白。②血小板计数减少,重型病例可发生肝素诱导的血小板计数减少症或血栓形成。防治措施:定期检查血小板计数,轻型停药即可恢复,重型停药后恢复困难,必须改用其他抗凝剂。

2.低分子肝素

适应证与禁忌证同普通肝素。剂量和用法:预防用药,0.4 mL,皮下注射,1次/天;治疗用药,0.4 mL,皮下注射,2次/天,持续7~10天,根据APTT调整剂量。不良反应及其处理:低分子肝素的出血不良作用仅及普通肝素的1/3,一般无血小板计数减少。

3.口服抗凝剂

抗凝剂包括华法林,新型口服抗凝药等。适应证和禁忌证同普通肝素,但作用时间较长,常使用于防治亚急性和慢性血栓病,孕妇禁用。华法林剂量和用法:与肝素叠用5~7天,开始剂量3~6mg,1次/天,2~3天后根据PT的国际标准化比率调整剂量,中国人国际标准化比值维持在 2～3。口服抗凝药需 3～6 个月,对于危险因素持续存在及遗传性抗凝机制障碍的患者,需长期甚至终身抗凝。不良作用及处理:出血,国际标准化比值超过 3.5 时须停药,并输注凝血酶原复合物制剂和/或使用叶绿基甲萘醌 10 mg 加 25% 葡萄糖液静脉注射,之后 20 mg 作静脉滴注或肌内注射。新型口服抗凝剂具有管理及服用方便的优点,其作用于单一凝血酶类,固定剂量且不需要监测凝血。目前,临床上常用的为利伐沙班,推荐口服剂量为 10 mg,1 次/天,首次用药时间应于术后 6～10 小时之间进行,疗程依据每个患者发生静脉血栓的风险而定。

(三)抗血小板治疗

1.阿司匹林片肠溶片

阿司匹林片肠溶片可预防溶栓后复发及经皮腔内血管成形术或冠状动脉搭桥术后血栓形成,100 mg,1 次/天。

2.双嘧达莫

双嘧达莫与阿司匹林合用可提高疗效,25～50 mg,3 次/天。

3.氯吡格雷

口服,75 mg,1 次/天。

(四)溶栓治疗

1.链激酶

首次剂量:50 万 U 溶于 5% 葡萄糖或生理盐水溶液中,30 分钟内滴完。维持剂量:60 万 U 溶于 5% 葡萄糖 500 mL 或生理盐水溶液中持续静脉滴注 6 小时,每天连续 4 次,3～5 天为 1 个疗程。为减少变态反应或发热,用药前和用药中应给予异丙嗪、地塞米松或氢化可的松等药物,以减少发热或变态反应。

2.尿激酶

15 万～25 万 U,溶于 5% 葡萄糖 250 mL 溶液中,1 小时内输完,1 次/天,7 天为 1 个疗程。

(五)外科手术治疗

外科手术治疗适用于急性期患者,手术越早,效果越好。

1.适应证

股青肿和股白肿是手术取栓的绝对适应证;发病≤72 小时,有顺行深静脉取栓条件者,以发病后 7～10 天为宜;有抗凝或溶栓的禁忌证。

2.禁忌证

发病>72 小时,>10 天不能行顺行深静脉取栓术;血栓形成继发感染者;有深静脉血栓形成的病史;患者不能耐受手术;已知深静脉有原发病灶,不具备处理原发病的设备、条件或技术时。

(六)血管腔内治疗

1.导管溶栓术

导管溶栓术适合于髂静脉、股静脉和锁骨下静脉等血栓的溶栓治疗。

(1)插管途径:对髂静脉和股静脉血栓,导管从颈内静脉、股静脉或腘静脉送入;对锁骨下静脉血栓,导管从桡静脉送入,并将导管顶端留置在血栓内。

(2)给药剂量及疗程:导管留置后,注入尿激酶 25 万～100 万 U/d,按血栓堵塞程度的不同连续 3～7 天给药,每天使用尿激酶 25 万～100 万 U。

(3)溶栓效果的判定:除临床症状外,3～7 天后实施静脉造影。

2.血管成形术

髂静脉 50% 以上狭窄,应积极实施经皮静脉球囊扩张术和支架植入术以解除静脉局部的狭窄。

3.血栓消融术

超声导管消融术,创伤小,痛苦小,并发症少,适用于年龄大、身体差、不能耐受手术患者。

第九章

骨科的康复

第一节　脊髓损伤的康复

康复医学是一门涉及多专业的交叉学科,因此,康复工作由多个专业和学科的人员共同完成。

一、脊髓损伤的康复目标

脊髓损伤患者因损伤的水平、损伤程度的不同,其具体的康复目标是不同的。确定每一个脊髓损伤患者具体的康复目标主要依据其脊髓损伤的分类诊断,同时参考患者的年龄、体质、有无其他合并症等情况。但是从康复医学的基本观点出发,脊髓损伤患者的基本康复目标又是一致的。康复医学的目的是利用以医学为主的多种手段,设法使患者受限或丧失的功能和能力恢复到可能达到的最大程度,以便他们能重返社会,过接近正常或比较正常的生活。根据脊髓损伤的处理原则,脊髓损伤患者的康复目标主要包括两个方面:增加患者的独立能力;使患者能回归社会,进行创造性生活。

(一)独立能力

重获独立是康复的首要目标。长期以来,康复被认为是一个通过康复训练等手段使患者获得尽可能高的身体独立水平的过程。日常生活活动(activity of daily living,ADL)或生活自理能力的明显提高往往被作为是康复成功的标志。长期以来,独立能力的概念被极度限制在身体的(肉体的)独立能力范围之内,即把生活自理能力作为独立能力的指标。然而,独立能力不应被单纯地看作为身体或生理功能上的独立能力,还应包括独立做出决定和解决问题能力,即自决能力。如果只强调身体的独立能力,则就使得高位脊髓损伤患者失去了康复的目标和意义,不能获得潜在的独立能力。实际上,这些高位脊髓损伤患者可以通过指导别人协助和应用某些辅助器械达到一种相对独立的生活方式。因此,在脊髓损伤患者的康复过程中,要同时注意培养患者的自决能力,从而尽可能地达到身心的独立。

(二)回归社会,创造性的生活

至今,很多康复医师仍把康复的目标局限于生活自理能力或独立能力的恢复或提高,康复治疗主要局限于物理疗法、作业疗法等体能方面的训练,对社会适应能力的恢复及潜在的就业能力的恢复往往被忽视,甚至被忽略。患者和家属满足于患者生活自理,认为重新返回工作是不可能或不必要的。实际上,生活自理能力的恢复,为社会适应能力和就业能力的恢复奠定了物质基础,但是生活自理能力的恢复不意味着社会适应能力和就业能力的恢复。如果脊髓损伤患者只有生活自理能力,只能在家庭环境之中进行一定程度独立活动,他们仍难以回归社会。这样他们事实上只是社会资源的消耗者,而不能通过自己可能的就业劳动能力(包括体力和智力)为社会提供资源。他们既不能作为社会精神或物质财富的创造者而开始创造性生活,也不能通过创造财富增加自信、自立。只注意生活自理能力的恢复,实际上只是对人的自然属性进行的康复。只有注意社会适应能力和就业能力的恢复,才是对人的社会属性进行"康复"。否则,其对自然属性的康复就失去了重要价值。也就是说,只有回归社会,进行创造性的生活,才能达到全面康复。临床实验显示,胸腰椎损伤而致截瘫者,多数都有一定的工作能力而未能工作。颈髓损伤患者中,有一定文化水平和专业技术的患者通过必要的训练,应用现代科学技术(如计算机)也可从事一定的工作。同时,研究结果显示,脊髓损伤患者在生活自理方面所消耗的平均时间实际上少于正常人所用时间。因此,"有更多的时间从事更有意义的工作"这一点已被一些事业上取得成功的脊髓损伤患者所证实。对脊髓损伤患者进行职业康复训练,使他们今后能返回某种适应的工作岗位,从而真正的回归社会,才能达到全面康复的目标。

二、脊髓损伤的早期康复

脊髓损伤的康复应从受伤现场开始,从伤后第一天开始,即早期康复。脊髓损伤后,脊柱稳定性受到破坏,各种复合伤可造成生命指征的不稳定。因此,脊髓损伤的早期要对患者进行急救处理、药物治疗及外科治疗等一系列临床处理。同时,脊髓损伤后立即引起了全身多系统功能障碍,进行早期康复及预防各种早期并发症对患者的预后有重要意义。特别是当脊柱稳定性得到确定和临床上的重要问题得以解决之后,康复就成为唯一重要的事情。

长期以来,脊髓损伤康复被认为应是在脊髓损伤后期或恢复期进行的,认为康复治疗是临床治疗的延续。因此,国内多数脊髓损伤患者在综合医院骨科或神经外科接受了急救处理和外科治疗后,就认为临床治疗结束然后出院或转入疗养式的医院休养,消极等待恢复的可能。由于没有开展早期康复,患者压疮、垂足、泌尿系感染等并发症发生率高,卧床时间延长,导致患者体质和心理发生不利于康复的变化。所以脊髓损伤患者进行早期强化康复才有可能达到康复期短、康复效果好的目标。

美国最大的脊髓损伤中心——Shepherd 中心 1997 年的临床研究结果显示:伤后 2 周内开始康复者,平均住院康复时间最短,仅 30 天,功能恢复的评分最高增加 41 分;伤后 85 天开始康复者,住院时间平均 35 天,功能恢复的增加只有22 分。研究结论是脊髓损伤患者功能恢复和住院时间与患者受伤至康复计划实施的时间相关,伤后康复实施越早,所需住院时间越短,经费开支越少,而获功能恢复越多,并发症越少。因此,在某种意义上,脊髓损伤必须开展早期强化康复。脊髓损伤早期康复“早”的含义是指受伤当天开始,从入院开始,术后立即开始,从 ICU 内开始。

为了提高康复效果,缩短住院康复时间,应强调“强化康复”。强化的含义是根据脊髓损伤的情况确定康复程序,在身体可承受的情况下,增加康复训练时间,增加康复内容。康复训练时完善训练方法,适当增加强度,如水疗时进行水中物理治疗(physical therapy,PT),水中平衡训练,并积极开展体育竞赛活动,提高康复效率。

三、早期康复分期

(一)急性不稳定期

急性不稳定期为急性脊柱、脊髓损伤后或脊柱、脊髓术后 2~4 周。此时,脊柱稳定性因外伤而遭到破坏,经手术内固定或外固定制动,但尚不完全稳定或刚刚稳定。同时,50%左右的患者因合并有胸腹部、颅脑及四肢的复合伤,以及脊髓损伤,特别是高位脊髓损伤,造成了多器官功能障碍,均可造成重要生命体征的不稳定。脊柱和病情的相对不稳定是这一时期的特点。但这一时期也是开展早期康复的重要时期。美国著名脊髓损伤专家指出,在尽快稳定病情的基础上,在 ICU 内即应开始康复。早期的康复训练如呼吸功能训练、膀胱功能训练,不仅对于预防早期严重并发症和稳定病情有重要意义,而且为今后的康复打下了良好基础。

在急性不稳定期,康复训练必须注意其脊柱与病情相对不稳定的特点。因此,要进行床旁康复训练。在进行关节活动度训练和肌力增强训练时,应避免影响脊柱的稳定,要控制肢体活动的范围与强度,并应循序渐进。利用运动疗法或作业疗法(occupational therapy,OT)治疗时应了解病情,明确知道哪些训练是不能进行的,应注意观察训练过程中病情的变化。

(二)急性稳定期

急性稳定期为急性不稳定期后至伤后 8 周左右。此期患者经过内固定或外固定支架的应用,重建了脊柱稳定性。危及生命的复合伤得到了处理或控制,脊髓损伤引起的病理生理改变进入相对稳定的阶段。脊髓休克期多已过,脊髓损伤的水平和类型均已基本确定。患者应逐步离床进入 PT 室或 OT 室进行评价与训练。

四、早期康复评定

康复评定是康复治疗的基础,康复评定类似临床医学中的疾病诊断,但不是确定疾病的性质和类型,而是确定功能障碍的性质与程度。脊髓损伤早期处理中,包括急救与临床治疗。因此,早期康复评定中也包括了与功能障碍相关的临床内容。

五、康复评定的内容

(一)脊柱、脊髓功能评定

评定内容一般应包括脊柱骨折类型与脊柱稳定性、脊髓损伤的水平与程度、肌力评分与感觉评分、脊柱矫形器评定、独立能力评定。

(二)躯体功能评定

躯体功能评定包括关节功能评定、肌肉功能评定、上肢功能评定、下肢功能评定、自助具与步行矫形器的评定、泌尿与性功能评定、心肺功能评定。

(三)心理功能评定

心理功能评定一般包括心理状态评定、性格评定、疼痛评定,此项评定应由心理医师主持。

(四)社会功能评定

社会功能评定一般包括生活能力评定、就业能力评定、独立能力评定等。在一般临床综合医院中,应由康复科医师主持。就业能力评定可在康复结束时进行。

六、早期康复治疗

早期康复治疗应根据早期康复分期分阶段进行。在急性不稳定期可在床旁进行,并结合临床治疗开展康复治疗。一旦进入稳定期,应逐步离床去康复训练室训练。在床上训练到离床训练的过程中,应在护士指导下一步一步进行,必要时佩戴支具。首先应逐步抬高床头,由卧位逐步到坐位。为防止直立性低血压,颈椎损伤患者也可应用腰围、腹带,下肢应用弹力袜。一般通过1~2周的时间过渡,患者即可离床。

(一)急性不稳定期

在此期临床治疗与康复治疗是同时进行的,也是互相配合的。如脊髓损伤患者易发生肺部感染等呼吸系统并发症,而在治疗肺部感染的同时进行呼吸功能训练是十分有益的。近年来,颈椎高位截瘫的早期存活率明显提高,与呼吸功能康复有关。

早期康复训练的主要内容包括以下几方面。①关节活动度训练:对颈椎不稳定者,肩关节外展≤90°,对胸腰椎不稳定者,髋关节屈曲≤90°。②肌力训练:原则上,所有能主动运动的肌肉都应当运动,使在急性期过程中不发生肌肉萎缩或肌力下降。③呼吸功能训练:包括胸式呼吸(胸腰段损伤)和腹式呼吸训练(颈段损伤)、体位排痰训练、胸廓被动运动训练,每天2次适度压迫胸骨使肋骨活动,防止肋椎关节或肋横突关节粘连,但有肋骨骨折等胸部损伤者禁用。④膀胱功能训练:在急救阶段,因难以控制入量多应用留置尿管。在停止静脉补液之后,开始间歇导尿和自主排尿或反射性排尿训练。在急性不稳定期,康复训练每天1~2次,训练强度不宜过量。

(二)急性稳定期

此期临床主要治疗已基本结束,患者脊椎与病情均已稳定,康复成为首位的或唯一的任务。在强化急性不稳定期的有关训练的基础上,增加体位变换与平衡训练、转移或移乘训练、轮椅训练等。由于每个患者的年龄、体质不同,脊髓损伤水平与程度不同,因此,训练的内容、强度均有区别。但本时期应强化康复训练内容,每天康复训练时间总量应在2小时左右。在训练过程中,注意监护心肺功能改变。患者应在病房内在护士的指导下,自行训练。此期内对需用上下肢支具者,应配戴使用训练。同时,应为患者回归社区和家庭,继续康复做必要的准备。

第二节　脊柱手术术后的康复

一、术后护理

(1)术后应保持脊柱水平,使患者平卧于硬板床上,每 30 分钟测 1 次体温、脉搏、呼吸、血压,注意患者反应,认真检查各管道位置,观察双下肢感觉及运动情况,保证液体或血液顺利输入。

(2)注意伤口情况,保持敷料清洁干燥。创面内常规放置一次性输血器做负压引流,要保持通畅,避免压迫、脱落,注意观察引流物的颜色、量的变化;避免气体和液体倒流,并在恢复引流袋呈负压状态时,再与引流管连接。一般术后48~72 小时,每天引流量<50 mL 即可拔管。如手术中出现硬膜囊损伤时,则需要减弱或停止负压引流。

二、并发症的预防

(一)防压疮

防压疮是术后护理的关键,既要求勤翻身,又讲究翻身方法。正确做法是患者回房后平卧 2~4 小时后,酌情每 2~4 小时轴线翻身 1 次;翻身时脊柱要保持平直,勿屈曲、扭转,每次体位改变90°,避免拖、拉、推,应将患者抬起。截瘫患者翻身后要取舒适卧位,并用爽身粉按摩受压部位,注意保持床铺整洁、避免渣屑及皱褶。不可因患者身体重或管道多而减少翻身次数。

(二)防尿路感染

导尿时做到无菌操作,应每天清洁消毒尿道口 2 次,保持导尿管通畅,注意尿色及量的变化。能自行排尿者术后 3 小时放尿后拔除导尿管。对不能自行排尿者,应尽早开始夹管训练膀胱功能,并于每次放尿时鼓励患者使用腹压或做下腹部按摩,争取在术后 2~3 天采用腹部按摩挤压排尿方法代替留置导尿管。

(三)防肺部感染

研究显示,截瘫后进行呼吸锻炼的患者肺活量可增加 12%~16%。故对卧床患者(包括截瘫)应尽早开始指导呼吸功能锻炼,辅以呼吸道雾化,鼓励多咳嗽,辅助排痰。

(四)防关节僵硬和肌肉挛缩

适时正确的功能锻炼对保持关节灵活性,促进全身神经肌肉系统的功能恢复有重要作用。术后第二天就要鼓励进行双上肢的屈伸、内收、外展锻炼,每天5～6次,即使对完全瘫痪的患者肢体也要树立信心,每天给患者做3～4次双下肢按摩、被动运动,防止术后畸形,减轻肌肉萎缩。

(五)注意预防便秘

患者长期卧床,肠蠕动减慢,常常发生腹胀和便秘,严重影响食欲。故应加强患者的饮食和情志护理,关心患者排便情况。多给清淡、易消化、富含营养的食品,忌煎、炸、油腻的食物,鼓励患者在胃肠排空后多饮水,养成定时排便习惯。若术后 2 天无大便者,给予蜂蜜或番泻叶或缓泻剂,并配合腹部按摩。

三、功能恢复指导

肌力训练包括肢体按摩及关节被动训练,按摩可防止肌挛缩和关节僵硬,应做到轻重得当,切忌粗暴。上肢包括抓握、屈伸活动,下肢包括直腿抬高、负重抬举、屈伸活动,功能锻炼应贯穿于住院直至出院后的恢复期,持之以恒。对不全瘫、全瘫患者还应训练定期排便、排尿,以期尽早拔除导尿管控制排尿。

脊柱术后如果内固定足够坚强,术后即可早期活动,但有些情况下仍需要辅助外固定一段时间,如卧床、支具、颈托固定等,待脊柱骨融合后拆除,具体情况应由医师来决定。脊柱疾病的手术效果取决于疾病的性质、病程的长短等许多因素。如果患者有脊髓或神经根的损伤或病变,往往手术后神经的功能不能完全恢复,恢复的程度取决于神经病变的时间和程度,术前也不一定能准确估计。一般来说,采用内固定后,脊柱的融合率大大提高,但少数情况下仍有可能不融合,此时内固定器械长期受到集中的作用力,可能发生松动或断裂。所以,患脊柱疾病后应及早就医,配合医师进行诊断和选择治疗方案,术后应听从专业医师的指导,配合医师进行康复训练,以加快康复和减少并发症。平时生活中尽量保持脊柱自然的姿势,有规律地做有氧操锻炼。

第三节 周围神经损伤的康复

一、早期的康复

损伤早期的康复主要是针对致病因素除去病因,消除炎症、水肿,减少对神经的损伤,预防挛缩畸形的发生,为神经再生提供好的环境。治疗时应根据不同病情进行有针对性的处理。

(一)病因治疗

应尽早除去致病因素,减轻对神经的损伤,如为神经压迫(周围神经卡压症),可用手术减压;营养代谢障碍所致者,应补充营养,纠正代谢障碍。

(二)运动疗法

运动疗法在周围神经损伤的康复中占有非常重要的地位,应注意在神经损伤的急性期,动作要轻柔,运动量不能过大。

1.保持功能位

周围神经损伤后,为了预防关节挛缩,保留受累处最实用的功能,应将损伤部位及神经所支配的关节保持良好的姿位,在大多数情况下,应保持在功能位。

2.被动运动

借助治疗师或器械的力量进行的运动为被动运动,患者用健侧帮助患侧运动为自我被动运动。被动运动的主要作用为保持和增加关节活动度,防止肌肉挛缩,还可保持肌肉的生理长度和肌张力、改善局部循环。

在周围神经麻痹后即应进行被动运动。只要患者能进行自我运动就应让患者进行自我被动运动,当肌力达到2~3级时,就应进行助力运动。被动运动时应注意:①只在无痛范围内进行;②在关节正常活动范围内进行,不能过度牵拉麻痹肌肉;③运动速度要慢;④周围神经和肌腱缝合术后,要在充分固定后进行。

3.主动运动

如神经损伤程度较轻,肌力在2~3级以上,在早期也可进行主动运动。注意运动量不能过大,尤其是在神经创伤、神经和肌腱缝合术后。

(三)物理疗法

1.温热疗法

早期应用短波、微波透热疗法(无热或微热量,每天1~2次),可以消除炎症、促进水肿吸收,有利于神经再生。应用热敷、蜡疗、红外线照射等,可改善局部血液循环、缓解疼痛、松解粘连、促进水肿吸收。若患者感觉丧失,或治疗部位机体内有金属固定物时,应选脉冲短波或脉冲微波治疗。

2.激光疗法

常用 He-Ne 激光、半导体激光照射损伤部位或沿神经走向选取穴位照射,每部位照射 5～10 分钟,有消炎、促进神经再生的作用。

3.水疗法

水疗法可用温水浸浴、漩涡浴,可以缓解肌肉紧张,促进局部循环,松解粘连。在水中进行被动运动和主动运动,可防止肌肉挛缩。水的浮力有助于瘫痪肌肉的运动,水的阻力使在水中的运动速度较慢,防止运动损伤发生。

(四)矫形器

周围神经损伤,特别是损伤后,由于神经修复所需的时间很长,很容易发生关节挛缩。因此,早期就应将关节固定于功能位。矫形器(支具)常用来固定关节。在周围神经损伤的早期,支具的使用目的主要是防止挛缩等畸形发生。在恢复期,支具的使用目的还有矫正畸形和助动功能。若关节或肌腱已有挛缩,支具的牵伸作用具有矫正挛缩的功能,动力型支具可以提供或帮助瘫痪肌肉运动。

矫形器应合身,要注意其对骨突部位特别是无感觉区的压迫,避免发生压疮。要教育患者懂得为什么要用矫形器、如何正确使用、何时使用、使用多久等。应根据患者的具体情况选择合适的矫形器,相同的神经损伤所用也有不同,并不是每个患者都需要矫形器,不必要的关节固定也是引起关节僵硬的原因。

二、恢复期的康复

急性期炎症水肿消退后,即进入恢复期。此期康复的重点在于促进神经再生、保持肌肉质量、增强肌力和促进感觉功能恢复。

(一)促进神经再生

物理疗法和某些药物可以促进神经再生。

1.物理疗法

电场对周围神经再生有一定的影响,神经纤维具有明显的负极趋向性。脉冲电磁场可促进周围神经和脊髓损伤的修复。

(1)电流电场法:用低频脉冲电流[如经皮电刺激神经疗法(transcutaneous electric nerve stimulation,TENS)、高压脉冲低频电疗法]或直流电。植入式电极有侵入性、增加感染机会等缺点,因此可用体表电极。一般将阴极置于神经损伤远端,阳极放在近端。电流强度要小,刺激时间要长。

（2）脉冲电磁场法:可选用脉冲短波、脉冲微波、脉冲磁疗。以 Curapuls 419 型脉冲短波治疗仪为例,电容式电极对置于神经损伤部位,脉冲频率 82 Hz 或 110 Hz,输出强度 5～8 档,平均输出功率 20 W 左右。每次治疗 20 分钟,每天 1 次。

2.药物——神经营养因子

神经营养因子(neurotrophic factor,NTF)是一组能对中枢和周围神经系统发挥营养作用的特殊物质。常为靶组织产生的特异蛋白分子,经过轴突逆行运转至神经胞体,并与特定的受体结合,激活细胞代谢,从而发挥作用。根据其来源和特点,目前可将 NTF 分为十余个类别,其中神经生长因子(nerve growth factor,NGF)和成纤维细胞生长因子(fibroblast growth factor,FGF)研究得最早和最多,并已在临床应用。

NGF 对神经的生物效应为保护神经元、促进神经元生长和轴突长芽、促进移植的神经组织生长。FGF 分为酸性和碱性(basic fibroblast growth factor,bFGF)。目前临床应用的为基因重组的 bFGF,能促进神经再生和晶体再生、加速伤口愈合。因此 bFGF 对创伤引起的周围神经损伤很适用。用药途径有两种,一为肌内注射,二为局部导入。方法为阳极导入,电流可采用直流电、极性较强的低频电流(如间动电疗法)或半波中频电流。阳极衬垫中加入适量药物,置于神经损伤部位,阴极与之对置或并置于远端。每次 20～30 分钟,每天 1 次。

神经节苷脂也有促进神经再生作用。B 族维生素参与神经组织的糖和脂肪代谢,也可用于周围神经损伤的辅助治疗。

(二)减慢肌肉萎缩

周围神经损伤后,当受累肌肉完全瘫痪、强度-时间曲线检查为完全失神经性支配曲线、肌电图检查无任何动作电位或只有极少的动作电位时,所采取措施应以防止、延缓、减轻失神经性肌肉萎缩,保持肌肉质量为主,迎接神经再支配。康复措施有神经肌肉电刺激(neuromuscular electrical stimulation,NES)、按摩、被动运动等。

目前,关于 NES 对肌肉失神经支配的治疗价值仍存在不同的观点。但多数学者和实验支持 NES 的治疗作用。NES 对失神经肌肉的治疗价值是使肌肉收缩,延迟萎缩的发生;肌肉收缩能改善血液循环,减轻水肿或失水的发生,抑制肌肉纤维化;给予适当的电刺激后,神经恢复的速度加快。治疗时可选用的电流参数如下。①波型:指数波或三角波。②波宽:等于或大于失神经肌肉的时值。所以治疗前有必要做强度-时间曲线检查。③脉冲频率:10～25 Hz,引起强直收缩。④通断比:1∶5左右,每个收缩的时间＜5秒。如收缩4秒,间歇20秒。⑤电流强度:能引起肌肉最大收缩,但不能引起患者不适。⑥时间:每次治疗分为3段,每段为5～20个收缩,两段之间休息5～10分钟,每天治疗1～3次。⑦电极放置:单极法或双极法。

按摩和被动运动也能减慢肌肉萎缩的速度,但应该注意不能过度牵拉和按压完全瘫痪的肌肉。

(三)增强肌力,促进运动功能恢复

当神经再生进入肌肉内,肌电图检查出现较多的动作电位时,可以开始增强肌力的训练,以促进运动功能的恢复。

1.运动疗法

根据损伤神经和肌肉瘫痪程度,编排训练方法,运动量由助力运动到主动运动再到抗阻运动顺序渐进,动作应缓慢,范围应尽量大。运动疗法与温热疗法、水疗配合效果更佳。

(1)当肌力为1～2级时,使用助力运动。方法为治疗师帮助患者做;患者健侧肢体辅助患侧肢体运动;借助滑轮悬吊带、滑板、水的浮力等减轻重力进行运动。

(2)当肌力为2～3级时,采用范围较大的助力运动、主动运动,逐渐减少辅助力量,但应避免肌肉过度疲劳。

(3)当肌力增至3级以上时,就进行抗阻运动,同时进行速度、耐力、协调性和平衡性的训练。多用哑铃、沙袋、弹簧、橡皮条,也可用组合器械来抗阻负重。增加肌力的抗阻运动方法为渐进抗阻运动、短暂最大负载等长收缩练习、等速练习。原则是大重量、少重复。

2.电疗法

电疗法可选用NES或肌电生物反馈疗法,后者效果更好,并能帮助患者了解在神经再支配早期阶段如何使用肌肉。治疗中必须根据病情调整治疗参数,随着神经的再支配,肌肉的功能逐渐恢复。因此,电刺激的波宽和断电时间逐渐缩小,每次治疗肌肉收缩的次数逐渐增加。当肌力达到4级时,就可停止电刺激治疗,改为抗阻运动为主。

3.作业疗法

根据功能障碍的部位及程度、肌力和耐力的检测结果,进行有关的作业治

疗。比如 ADL 训练、编织、打字、木工、雕刻、缝纫、刺绣、泥塑、修理仪器、文艺和娱乐活动等。治疗中不断增加训练的难度与时间,以增强肌肉的灵活性和耐力。应注意防止由于感觉障碍而引起机械摩擦性损伤。

(四)促进感觉功能的恢复

周围神经损伤后,出现的感觉障碍主要有局部麻木、灼痛,感觉过敏,感觉缺失。不同症状采用不同的治疗方法。

1.局部麻木感、灼痛

局部麻木感、灼痛可用非手术疗法和手术治疗。前者包括药物(镇静、镇痛剂,维生素)、交感神经节封闭、物理疗法(TENS、干扰电疗法、超声波疗法、磁疗、激光照射、直流电药物离子导入疗法、电针灸等)。对非手术疗法不能缓解者,可以选择手术治疗,而对保守治疗无效和手术失败者,可采用脊髓电刺激疗法。

2.感觉过敏

感觉过敏可采用脱敏疗法。皮肤感觉过敏是神经再生的常见现象。它可能是由于不成熟的神经末梢的敏感度增加,以及感觉器官容易受刺激。患者常为皮肤敏感而困扰,不愿活动,很难接受脱敏治疗。事实证明,反复刺激敏感区可以克服敏感现象。若皮肤过敏不制服,就很难进一步做其他康复治疗,如夹板固定、肌力训练、作业治疗等。

脱敏治疗包括两方面,一是教育患者使用敏感区。告诉患者如果不使用敏感区,其他功能训练就无法进行。这种敏感是神经再生过程的必然现象和过程。二是在敏感区逐渐增加刺激,具体方法如下。①漩涡浴:开始用慢速,再逐渐加快,15～30 分钟。②按摩:先在皮肤上涂按摩油,做环形按摩。若有肿胀,可由远端向近端按摩。③用各种不同质地,不同材料的物品刺激,如毛巾、毛毯、毛刷、沙子、米粒、小玻璃珠等。④振动。⑤叩击:如用叩诊锤、铅笔橡皮头叩击敏感区以增加耐受力。

3.感觉丧失

在促进神经再生的治疗基础上,采用感觉重建方法治疗。周围神经损伤后,特别是正中神经和尺神经损伤后,很难完全恢复原来的感觉。它不仅是由于轴索生长不完全或错误连接,也可能是由于大脑皮质未能正确识别已改变的输入信息。这就需要大脑的重新认识,对新的刺激模式作出相应反应。Wynn-Parry 和 Salter 主张用不同物体放在患者手中,而不靠视力帮助,进行感觉训练。开始让患者识别不同形状、大小的木块,然后用不同织物来识别和练习,最后用一些常用的家庭器皿,如肥皂、钥匙、别针、汤匙、铅笔等来练习。

(1)早期训练。一旦患者对固定物体接触有感觉,应立即进行慢速适应性感觉纤维的训练,即对固定的触觉或压力的反应。如用手指接触一些钝性物体,先在直视下,然后在闭眼时练习。下一步进行快速适应性感觉纤维的训练,即对移动物体的反应。让患者先在直视下,以后在闭眼时接触、识别移动的物体。

(2)后期训练。在直视下或闭眼时触摸各种不同形状、大小的物体,如硬币、纽扣、绒布、手表等常用物品,使患者能区分物品的大小、形状、重量、质地等。这种感觉训练是很重要的。一般患者在训练 4～5 天后就有改善,没有两点分辨觉的患者在 2～6 周内可获得正常功能。

(五)解除心理障碍

周围神经损伤患者,往往伴有心理问题,担心损伤后不能恢复、就诊的经济负担、损伤产生的家庭和工作等方面的问题。患者主要表现有急躁、焦虑、忧郁和躁狂等,可采用医学教育、心理咨询、集体治疗、患者示范等方式来消除或减轻患者的心理障碍,使其发挥主观能动性,积极地进行康复治疗。也可通过作业治疗来改善患者的心理状态。

(六)患者的再教育

患者的再教育必须让患者认识到单靠医师和治疗师,不能使受伤的肢体完全恢复功能,患者应积极主动地参与治疗。早期就应在病情允许下,在肢体受限范围内尽早活动,以预防水肿、挛缩等并发症。

周围神经损伤患者常有感觉丧失,因此失去了对疼痛的保护机制。无感觉区容易被灼伤和发生外伤。由于伤口有营养障碍,一旦发生了创伤,愈合就会比较困难。需要教育患者不要用无感觉的部位去接触危险的物体,如运转中的机器、搬运重物。对有感觉丧失的手、手指,应经常保持清洁、戴手套保护。若坐骨神经或腓总神经损伤,应保护足底,特别是在穿鞋时,要防止足的磨损。

无感觉区也容易发生压迫性溃疡,在夹板或石膏内应注意皮肤是否发红或破损,若出现石膏、夹板的松脱、碎裂,应立即去就诊。

(七)手术治疗

对保守治疗无效而又适合或需要手术治疗的周围神经损伤患者,应及时进行手术治疗。手术治疗可分为神经探查修复术和早期肌腱移位术。

三、常见并发症的康复处理

(一)肿胀

肿胀是损伤后循环障碍、组织液渗出增多所致,是创伤后必然出现的组织反应。慢性水肿渗出液内富有蛋白质,在组织内沉积形成胶原,引起关节挛缩、僵硬。因此,应采取措施减少水肿的发生。

1.抬高患肢

将肢体抬高至心脏水平以上,可促进静脉和水肿液体回流。

2.向心性按摩和被动运动

向心性按摩和被动运动可促进静脉和淋巴回流,减轻水肿。

3.顺序充气式四肢血液循环治疗

几个气囊按顺序依次从远段向近端充气挤压肢体,促进血液回流,对肢体肿胀疗效较好。

4.热疗

热疗包括温水浴、蜡疗、电光浴等,必须注意温度不能太高,以免烫伤感觉缺失的部位。

5.高频透热疗法

短波、超短波和微波等,能改善局部血液循环,促进水肿吸收。

6.低、中频电疗法

可选择低、中频电疗法,如 TENS、干扰电疗法、正弦调制中频电疗法等。

7.其他

除上述方法外,还可用弹力绷带压迫,但压力不能太高。

必须指出,以往大量应用的悬吊带并不是一个好的消肿方法。悬吊带的使用相应地减少了上肢的活动,会加重上肢的水肿和肌肉萎缩,增加患者的惰性而忽视功能锻炼。

(二)关节挛缩和僵硬

由于水肿、疼痛、关节制动、受累肌与其拮抗肌之间失去平衡等原因,易出现肌肉与肌腱挛缩、关节内粘连,导致关节僵硬,严重影响患者的日常生活和工作。

正常情况下,器官与其他结构,如关节囊、筋膜、皮下组织等之间有疏松结缔组织,能在一定范围内活动。而不活动的区域,如筋膜面、肌肉被膜、腱鞘,是致密结缔组织。在伤口愈合过程中,如果受伤处保持活动,就会形成疏松结缔组织;若伤口处制动,就会形成致密瘢痕。

促使致密纤维化形成的因素是制动、水肿、外伤、循环障碍。制动使疏松结缔组织发生短缩变成致密结缔组织，失去了弹性和伸缩性能。正常关节固定4周，运动功能就会降低或丧失，受伤的关节固定2周，就会导致致密结缔组织纤维融合，关节运动功能丧失。

一旦发生了挛缩，治疗比较困难，治疗时间很长。因此，康复的重点在于预防。挛缩发生后，可采用下述方法治疗。

1.被动运动和牵伸手法

此种方法对增加关节活动范围(range of motion，ROM)效果最好。通过治疗师的手法牵拉短缩的肌肉、肌腱、韧带、关节囊等组织，可以拉伸其长度、剥离较新的粘连，增加活动性。每次牵拉持续15～30秒，重复4～6次。

2.器械锻炼和牵引

器械锻炼和牵引是利用重锤、沙袋、弹簧、机器的力量持续地或间歇地牵拉挛缩的组织，增加其活动性。每次牵拉20～30分钟，甚至更长。也可选用持续被动活动(continuous passive motion，CPM)。

3.主动运动

增加或保持关节活动性的主动运动也称ROM锻炼，是预防关节挛缩最有效的手段，对已经发生的挛缩僵硬，主动运动有一定的增加ROM作用。只要肌力在3级以上，就应鼓励患者在全范围内、逐渐超过关节现有的活动度地反复运动。方法为用体操棒、肋木、肩肘关节旋转器或徒手体操等。

4.矫形器

矫正性矫形器可以对挛缩的组织产生持续的、缓慢的、温柔的牵引，增加其活动性。

5.关节松动术

关节松动术对关节内的粘连、挛缩特别有效。

6.物理治疗

温热疗法可以增加结缔组织的弹性，在被动运动、牵伸手法治疗前进行温热治疗，可以减轻疼痛、缓解肌紧张、增强疗效。超声波疗法、音频电疗可以松解粘连、软化瘢痕、增加纤维组织的弹性和柔韧性。直流电碘离子、透明质酸酶导入也能软化瘢痕、促进慢性炎症吸收，适用于浅组织的瘢痕或粘连。

(三)继发性外伤

周围神经损伤患者常有感觉丧失，因此失去了对疼痛的保护机制，加上运动功能障碍，无力抵抗外力，故无感觉区容易被灼伤、外伤。感觉丧失的骨突部位，如腕部、腓骨小头、外踝、足跟部位等,更易与矫形器、鞋子发生慢性磨损。一旦发生了创伤,由于伤口有营养障碍,较难愈合。继发性外伤的治疗包括对创面的局部处理和对患者的全身情况综合治疗。

1.局部治疗

(1)清创、换药,防止伤口感染。

(2)紫外线疗法:如伤口有感染,创面有脓性分泌物,应进行中心重叠法照射,中心区用强或超强红斑量,伤口周围用中红斑量。若创面无感染,且有新鲜肉芽生长,则用弱红斑量或亚红斑量照射创面。

(3)He-Ne 激光、半导体激光等:具有消炎、促进伤口愈合作用。

(4)低频电疗法:TENS、高压脉冲低频电疗法也能促进伤口愈合。

(5)直流电碱性成纤维细胞生长因子导入。

(6)温水浴:这是日本学者主张并认为是最好的方法,可以改善局部血液循环,使创面净化,促进创面的新陈代谢、加速愈合。水温在 40 ℃以下,每周 2~3 次,每次 20~30 分钟。

2.全身综合治疗

全身综合治疗,如改善营养状况、促进神经再生、治疗水肿、控制糖尿病等。

第四节　髋关节置换术后的康复

康复的目的不仅是要最大限度地恢复患者在活动和 ADL 方面的功能,还要将术后的并发症降到最低。康复程序包括术前教育、肌力训练、关节活动度训练、本体感觉训练、运动感觉综合训练等。

一、术前指导

术前指导包括避免术后髋关节脱位的注意事项及转移指导。例如,避免低坐;坐位避免交叉双腿等。同时指导如何使用步行器进行步行,并演示术后第一天将要进行的练习。

二、术后早期康复阶段

术后 1~6 周,康复目标为术后患腿无痛的关节活动;独立步行;ADL 独立。选择的练习或活动应于术后开始并持续 3~4 周。

1.早期保护性练习

预防血管和肺部并发症:踝泵运动以预防下肢深静脉血栓形成;深呼吸练习和胸廓治疗以预防术后肺炎或肺不张。防止术后置换的髋关节半脱位或脱位:应教育患者及陪护需要限制进行的活动和体位、安全的床上活动和转移,日常生活活动当中应注意的事项,正确坐姿等。

2.出院前达到功能性活动独立

床上活动和转移与负重和需要限制的动作结合起来;伤口愈合后可立即开始使用助行器步行。

3.保持上肢和健腿的肌力和肌耐力的功能性水平

以功能性活动的模式进行主动抗阻练习;对转移和使用助行器步行中将要用到的目标肌群进行锻炼。预防患腿肌肉组织的反射性抑制和萎缩:股四头肌、伸髋肌和髋外展肌的等长收缩练习,如果进行了大转子切除,术后早期阶段避免髋外展等长收缩练习。

4.关节活动度的维持

卧位下进行患腿主动屈伸膝练习,由助力进展到主动屈髋、膝(足跟滑行),去除重力的髋外展练习,根据手术入路进行由外旋至内旋中立位的练习。立位(手扶台面以维持平衡)屈或伸膝时进行髋关节的主动练习;在患腿上施加许可的重量,进行髋屈、伸和外展的闭合链练习。防止患髋的屈曲挛缩:避免在患腿的膝下垫枕头;当患腿放松或是当患腿进行伸髋肌收缩时采取俯卧位来对屈髋肌进行长时间牵拉。

5.对患者进行教育

全髋置换术后(后外侧入路)关节活动范围:屈髋≤90°,内收和内旋不超过中立位。因此,教育患者日常生活活动应:①自健侧从床上向椅或椅向床转移;②避免双腿交叉;③避免坐低、软的椅子;④坐位时保持膝部略低于髋部,如果家中的床较矮,可用砖将其垫高;⑤采取仰卧位睡觉,使用枕头将术腿保持在略微外展位,避免侧卧位;⑥使用垫高坐位的坐厕;⑦当由坐位站起、坐下和穿脱衣服时,避免由髋部弯腰;⑧沐浴时,应使用沐浴器,或坐在浴缸中的沐浴椅上;⑨上楼时健侧腿先迈步,下楼梯时患腿先迈步,转身时以健腿为转轴;⑩站立位时要避免作涉及向患腿转身的动作。

对采取前外侧和外侧入路的患者应避免伸髋、内收和外旋超过中立位;避免作包括屈、外展和外旋在内的复合动作;如果术中处理了臀中肌或切除了大转子,术后至少6~8周之内不要主动地抗重力外展髋关节。

三、中期和后期的康复

术后软组织和骨的充分愈合将会持续 1 年。此期康复的重点在于重建达到功能性活动水平所需的力量、肌肉和心血管耐力及关节活动度。

重建患腿或任何受牵连部位的肌力和肌耐力,强调增加锻炼的重复次数而非阻力,以改善肌肉耐力。改善心肺耐力可选择功率自行车、游泳或水中有氧运动。继续采用体位的方式牵拉以减轻屈髋挛缩,大多数患者在术后 6 周时屈髋的 ROM 应能达到 110°～120°,复合的屈髋、外展、外旋达 160°,以便于穿鞋袜。

步行时逐渐改善负重、平衡和矫正步态偏差:开始或继续在健侧使用手杖。如果用骨水泥固定,可在术后 3 周开始。如果非骨水泥固定或进行了大转子切除,可在术后 6～12 周开始;使用手杖步行时,可在不平和软的地面行走以改善平衡功能;步行时强调正确的姿势:躯干直立、垂直对线、等步长、双腿保持一个中立对称姿势;持续使用手杖直至负重受限消除,或是在臀中肌肌力不足时使用,长时间步行时也应使用以减轻肌肉疲劳。

第五节　屈肌腱修补术后的康复

一、术后 1～2 周

(1)动力夹板固定,腕屈曲 30°,掌指关节屈曲 70°,使用橡皮筋牵引各指末节或指甲,指间关节自然伸展。

(2)掌指关节固定,轻柔地进行远端及近端指关节的被动屈曲,不可进行主动屈曲。

二、术后 3 周

(1)动力夹板如前,但撤掉掌指关节的固定,使掌指关节及指间关节均处于可动状态。治疗时,要放松橡皮筋,轻轻地无阻力地主动屈指。

(2)稍强一些被动屈曲指间关节。

(3)掌指关节屈曲位时,轻柔地被动伸展指间关节。

(4)指间关节屈曲,轻柔地被动伸展掌指关节。

(5)以上 2 种活动均要求腕关节 70°屈曲。

三、术后 4 周

(1)改用腕部支具加指端牵引,治疗时应去掉橡皮筋牵引。

(2)主动无阻力地屈曲、伸展。

(3)腕关节的主动运动,但不可同时伸腕、伸指。

(4)腕屈曲 70°时,被动伸展掌指关节和指间关节。

四、术后 5 周

(1)腕部若有屈曲挛缩,应去掉夹板。

(2)主动伸展。

(3)轻柔地抗阻屈曲。

(4)腕处于 0°,轻微地被动伸展掌指关节和指间关节。

五、术后 6 周

(1)此时应较强地主动屈曲。

(2)较强地被动伸腕、伸掌指关节、伸指间关节。

六、术后 7 周以后

在手术后期,可配戴防止屈曲挛缩的夹板。此时,应着重进行增加手部功能的训练,可运用作业治疗。

第六节　手功能重建与康复

手的功能很复杂,特别是许多精细动作的完成,在手部功能丧失的情况下,已很难恢复。而对于四肢瘫患者,通过手功能重建恢复手的一定握及捏的能力,可以提高生活自理的能力,是康复希望达到的目标。

在患者脊柱脊髓的损伤已达到最大限度的恢复,患者能坐起后,才考虑手功能的重建。

一、手功能重建的基本条件

(1)手指不僵硬。

(2)无疼痛及营养改变。

(3)皮肤良好。

(4)手未软瘫,自己能控制。

(5)患者会做主动锻炼。

二、手功能重建的禁忌证

(1)患者卧床。

(2)肢体肌肉痉挛或异常活动。

(3)治疗及术后锻炼不能持续。

三、手术原则

手术应遵循无创伤技术原则,使移位后肌腱的滑动不受障碍,以细线结扎出血点,术后加压包扎而不放引流,除拇指外展屈曲固定外,其余4指不固定,3周后去除包扎进行练习。

四、术后康复练习

术后康复训练是关系到最终治疗效果的非常重要的部分,术前需向患者反复强调。

(一)捏钥匙

拇指与示指近节桡侧对捏如持钥匙状,术后3周去除包扎后,即可开始训练其捏钥匙的感觉,4周后可开始主动练习,有时可用支具帮助练习。

(二)伸肘练习

伸肘练习要定期在康复医师指导下进行,每次练习都应当是主动性的,不能被动练习,如果有组织需要牵拉,则仅用数克重的力量即可,但应持续数小时。

第七节 康复工程

康复工程是工程技术人员在康复和工程理论指导下,通过各种技术工艺,帮助残疾人开发潜能,恢复其独立生活、学习、工作、运动、回归社会的科学。康复工程与康复医学关系密切,其在康复医学的主要任务就是通过工程的手段,促进功能恢复、代偿或替代。在临床康复过程中,康复工程可以提供新的解决方法,除广泛使用的骨科矫形器和骨科助行器,3D 打印技术、机器人技术、生物反馈疗法等在骨科康复中的应用也日趋广泛。

一、骨科矫形器的应用

(一)矫形器的作用

1.保护作用

矫形器可对病变的肢体和关节施以保护,可促进损伤组织的愈合。

2.稳定作用

通过矫形器限制异常活动,可稳定关节,恢复肢体的部分功能。

3.减轻疼痛

矫形器能提供直接的支撑,减少肢体的轴向承重,达到减轻关节或肢体疼痛的目的。

4.预防或矫正畸形

矫形器可用于预防儿童畸形加重。

5.改善功能

使用矫形器能提高生活自理能力、工作能力甚至运动功能等。

(二)矫形器的分类应用

1.上肢矫形器

上肢矫形器包括手指矫形器、手矫形器、腕-手矫形器、肘矫形器及肩矫形器等。主要作用是保护关节、减轻疼痛、促进组织愈合、增加关节活动、预防畸形及代偿已丧失的功能。手指矫形器主要适用于手指骨折、脱位及畸形;手矫形器适用于外伤、正中神经损伤导致的手掌虎口、掌指关节挛缩;腕-手矫形器适用于手外伤后手、腕关节的各种挛缩、肌力不平衡及畸形;肘矫形器适用于肘关节畸形、炎症;肩矫形器适用于肩关节周围骨折脱位术后、炎症及关节畸形。

2.下肢矫形器

下肢矫形器包括足矫形器、踝-足矫形器、膝-踝-足矫形器、髋-膝-踝足矫形器、髋矫形器及交替步态矫形器等。主要起稳定并保护关节、改善下肢的行走及运动功能、减轻疼痛、矫正畸形及维持关节功能位的作用。足矫形器适用于足部的各种畸形;踝-足矫形器适用于踝关节骨折术后固定、各种原因引起的垂足及马蹄足;膝-踝-足矫形器适用于各种原因引起的膝、踝关节无力及畸形;髋-膝-踝足矫形器适用于脊髓损伤、肌肉营养不良等疾病导致的截瘫及小儿麻痹后遗症。

3.矫形鞋

矫形鞋是专门针对足部相关疾病治疗的鞋垫、足托、鞋的总称。可对扁平足、高弓足、马蹄内翻足、踝及距下关节炎、踇囊炎等疾病进行相应的处理,达到改善足底承重、减少摩擦、矫正畸形、减轻疼痛等作用。

4.脊柱矫形器

脊柱矫形器包括脊柱软性矫形器和脊柱硬性矫形器。脊柱软性矫形器主要是限制腰部运动和减轻腰部的部分承重。脊柱硬性矫形器支撑力比软性矫形器强,针对不同畸形控制有不同的种类。

(1)腰围:适用于腰肌劳损、腰椎间盘突出症等疾病引起的腰痛,可以减轻椎间盘压力,限制脊柱活动。

(2)费城围领:适用于颈椎损伤的急救固定、颈椎骨折术后、颈椎失稳症、软组织损伤及稳定性骨折的治疗。

(3)腰-骶椎矫形器:适用于腰椎间盘突出症、胸腰椎骨折、脊椎滑脱及脊椎融合术后。

(4)头环式颈-胸矫形器:是颈椎矫形器中固定最牢靠的,适用于不稳定的颈椎及颈椎骨折术后。

(5)胸枕颌颈部矫形器:适用于颈椎融合术后及颈椎稳定性骨折,也用于头环式颈-胸矫形器去除后。

二、骨科助行器的应用

骨科疾病主要造成肢体的功能障碍,如行走功能障碍。康复治疗过程中助行器的使用可起到辅助康复的作用。骨科助行器主要包括轮椅、拐杖、手杖、步行器等。

(一)轮椅的应用

轮椅是丧失了行动能力的残疾人的主要交通工具,也是肢体残疾者康复的重要辅助生活用品之一。轮椅尺寸也应当合身,尺寸合适可使身体各部位受力均匀,不但舒适,还可以预防不良后果的出现。

1.轮椅选择

选择轮椅主要是对座宽、座长、靠背高度、脚踏板高度、扶手高度有一定的要求,具体如下。

(1)座宽:患者坐在轮椅上,臀部两侧与轮椅两侧内面之间应各有 2.5 cm 的距离。

(2)座长:患者坐在轮椅上,背靠椅背,腘窝部与座位前缘之间应为 6.5 cm。

(3)靠背高度:一般选择靠背上缘与患者腋下相差约 10 cm 为宜,但应依据患者躯干功能状态而定。靠背越高,患者坐时越稳定;靠背越低,躯干及双上肢的活动越方便。

(4)脚踏板高度:脚踏板距地面至少 5 cm。如果是可以上下调节高度的脚踏板,可将脚踏板调节到患者坐好后,大腿前端底部的 4 cm 不接触坐垫为宜。

(5)扶手高度:以患者坐好后,肘关节屈曲 90°,再向上加 2.5 cm 为宜。

2.使用方法

轮椅的使用包括自行使用和辅助使用。自行使用主要包括平地推动轮椅前进和后退、斜坡推动轮椅、转换轮椅方向及轮椅移乘等技术。辅助使用主要是使用四轮或两轮前进和后退、上台阶及上下楼梯等技术。

3.注意事项

(1)选取轮椅时,轮椅必须是尺寸合适、正规厂家的产品。

(2)轮椅行进中必须保持平稳,避免急停急起。

(3)进行轮椅操作时,必须处于刹车状态。

(4)轮椅应做定期养护工作,防止意外发生。

(5)上下坡操作时防止因改变方向导致轮椅翻倒。

(6)长期使用轮椅应注意定期减压,以防止压疮的发生。

(二)步行器的应用

步行器是使用较为广泛的一种助步行走工具,由金属杆围成三面,底下有四个脚支撑。它能提供前、左、右 3 个方向的稳定和保护,更能保持平衡,比拐杖和手杖更加稳固。下肢手术后早期行走,使用拐杖较为吃力的患者可以选用。另外,行走不稳、腿脚无力的老年人也适合使用步行器。使用步行器可以选择不负重、部分负重和全负重的方式行走,以适应不同需要的患者。但要注意定期检查步行器脚底衬垫是否磨损;步行器使用需有人左右保护;保持行走路面干燥;不要穿拖鞋行走。步行器可分为无轮型、两轮型和四轮型。

1.无轮型步行器

无轮型步行器适用于患肢无法负重,上肢力量正常的患者。主要特点在于支持牢靠,不易滑动,但是行走速度较慢。骨折术后早期训练多采用此型步行器。

2.两轮型步行器

两轮型步行器适用于上肢力量不足或者协调性差的患者。主要特点是设计方便,不需要提起步行器就可以直接推行,且仍保留一定的稳定度。但是,使用前患者必须具有一定的活动能力,能够维持正常步态。

3.四轮型步行器

四轮型步行器适用于可以负重行走,不完全依靠步行器维持行走步态的患者,不适合术后早期使用。四轮步行器通常带手刹,方便上下坡行走。

(三)拐杖的应用

拐杖是有平衡障碍患者的重要工具,通常由木头或者金属制成。根据实际情况选择合适的拐杖,可达到足够的支撑保护。使用时要注意拐杖触地脚没有破损;避免在湿滑路面行走;步幅适当以防摔倒;最好有专人在旁保护。拐杖可分为腋拐、前臂拐杖和手杖。

1.腋拐

腋拐适用于患肢无法承重的患者,如下肢骨折术后。腋拐的高度应该是足跟到腋窝的距离再增加 5 cm 或腋窝至足外侧 15 cm 处的距离,把手高度为伸腕握住把手时,肘部呈 30°屈曲,或手柄与股骨大转子持平。腋拐的主要特点是协助承重能力强,可以重新分担下肢重量,缺点是体积较大,且可能存在神经和血管压迫风险。

2.前臂拐杖

前臂拐杖适用于手、腕无力,需要前臂承重的患者,如手部关节炎。其主要特点是协助承重能力较腋拐差,但比其方便。

3.手杖

手杖适用于关节功能障碍但无肌肉萎缩无力的患者,如骨性关节炎。手杖高度应为足跟至大转子的距离。正确使用手杖可以减小保持关节稳定所需要的肌肉力量,还可以降低关节受力,减轻疼痛。行走时,手杖应在下肢功能较好的一侧,否则适得其反。

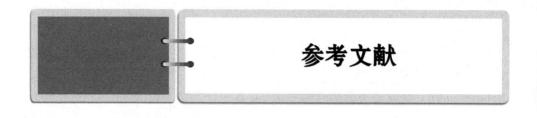

参考文献

[1] 马文辉.骨科疾病临床诊疗[M].长春:吉林科学技术出版社,2019.

[2] 樊政炎.临床外科与骨科诊疗[M].长春:吉林科学技术出版社,2019.

[3] 赵立连.临床骨科诊疗学[M].长春:吉林科学技术出版社,2019.

[4] 丰健民.骨科石膏绷带外固定技术[M].北京/西安:世界图书出版公司.2019.

[5] 王智刚.临床骨科疾病诊疗精粹[M].长春:吉林科学技术出版社,2019.

[6] 周劲松,贺宝荣.骨科神经损伤学[M].西安:陕西科学技术出版社,2018.

[7] 曹启斌.现代骨科规范化治疗[M].天津:天津科学技术出版社,2018.

[8] 王本龙.实用骨科疾病诊疗要点[M].长春:吉林科学技术出版社,2019.

[9] 王建航.现代创伤骨科急救学[M].西安:西安交通大学出版社,2018.

[10] 徐东.骨科疾病临床诊疗[M].北京:科学技术文献出版社,2019.

[11] 董震,江正康,杨浩森,等.临床骨科诊疗策略[M].北京:科学技术文献出版社,2019.

[12] 杨君礼.骨科诊疗图解[M].郑州:河南科学技术出版社,2019.

[13] 周福波,贾东林,罗伟.临床骨科与康复医学[M].昆明:云南科技出版社,2019.

[14] 杜宏.临床骨科疾病诊疗[M].上海:上海交通大学出版社,2019.

[15] 张峰,曹建业,董利薇,等.骨科常见疾病康复治疗[M].北京:科学技术文献出版社,2019.

[16] 吴锋锋,颜瑞健,徐俊涛.实用骨科药物学[M].天津:天津科学技术出版社,2019.

[17] 吉旭彬.骨科疾病诊疗思维[M].北京:科学技术文献出版社,2019.

[18] 熊名副.骨创伤疾病诊治与急救技术[M].长春:吉林科学技术出版社,2019.

［19］王进.骨科疾病诊治与康复［M］.天津：天津科学技术出版社,2018.

［20］刘昊.骨科疾病救治要点［M］.哈尔滨：黑龙江科学技术出版社,2019.

［21］刘西纺.创伤骨科术后康复策略［M］.北京：科学技术文献出版社,2018.

［22］陈品奇.骨科临床检查与诊断［M］.昆明：云南科技出版社,2019.

［23］唐冰之,胡剑锋,李晓辉.实用骨科学［M］.长春：吉林科学技术出版社,2019.

［24］毕成.骨科疾病处置要点［M］.昆明：云南科技出版社,2019.

［25］王长勇.骨外科诊疗与康复［M］.北京：科学技术文献出版社,2019.

［26］杨传军.现代临床骨科学［M］.天津：天津科学技术出版社,2019.

［27］裴福兴.骨科临床检查法［M］.北京：人民卫生出版社,2019.

［28］孙晓新.骨科疾病诊治与康复［M］.北京：科学技术文献出版社,2019.

［29］桂成艳.临床骨科诊治基础与技巧［M］.长春：吉林科学技术出版社,2019.

［30］张卫红.临床骨科疾病治疗新进展［M］.长春：吉林科学技术出版社,2019.

［31］何成奇,李建军.骨科康复技术［M］.北京：电子工业出版社,2019.

［32］曹贵君.骨科疾病诊治与康复［M］.长春：吉林大学出版社,2019.

［33］吴文娟.骨科影像及治疗学［M］.天津：天津科学技术出版社,2019.

［34］刘兆勇.现代骨科疾病诊疗［M］.昆明：云南科技出版社,2019.

［35］侯军华.实用骨科临床［M］.上海：上海交通大学出版社,2019.

［36］王立江.新编骨科疾病诊治与康复［M］.哈尔滨：黑龙江科学技术出版社,2018.

［37］曹贵君.骨科疾病诊治与康复［M］.长春：吉林大学出版社,2019.

［38］付玺,涂小华.影响胫骨平台骨折术后恢复的因素［J］.现代医药卫生.2020,(1)：70-72.

［39］张明海.骨科下肢创伤的临床救治方法及效果［J］.健康大视野.2020,(1)：266.

［40］李加明.评价创伤控制骨科在创伤骨科中的应用［J］.健康大视野.2020,(1)：213,212.

［41］张娜娜,徐帅,李世昌.运动对脊髓损伤的生理机能调控研究进展［J］.神经损伤与功能重建.2020,(1)：29-32.